Glücks
MOMENTE

100 WEGE ZUR ACHTSAMKEIT

Glücks MOMENTE

Liebe Leserin und lieber Leser,

dieses Buch wird Sie glücklich und gelassen machen! Das glauben Sie vielleicht erst einmal nicht. Sie finden, dass dieses Ziel zu hoch gegriffen ist. Aber das ist es nicht. Wenn Sie sich auf neue Sichtweisen und Perspektiven einlassen, wenn Sie die kleinen Pausen im Alltag nutzen, um Ihrem Leben die gebührende Aufmerksamkeit zu schenken, dann wird dieses Buch sein Ziel auch erreichen.

Ruhe, Gelassenheit und auch Glück finden wir in der Natur, in der Kunst, in der Begegnung mit anderen Menschen und auch in kleinen Genüssen. Dies zu sehen, dazu wollen wir Sie verleiten.

Gleichzeitig hilft das Buch dabei, sich von belastenden Gedanken zu befreien und sich zu öffnen für neue, befreiende Erfahrungen.

Innere Balance fängt auf körperlicher Ebene an. Darum gibt es in diesem Buch effektive Übungen und Wellness-Ideen, die den Körper entspannen und auf diese Weise für positive Emotionen öffnen. Alles beginnt mit bewusster, tiefer Atmung, zu der Sie hier angeleitet werden. Hinzu kommen einige Übungen aus Yoga und Tai Chi, die Verspannungen lösen und damit für Wohlbefinden sorgen.

Außerdem finden Sie in diesem Buch Meditationen, die den Geist klären und Sie von störenden Gedanken befreien können. Sie können sich aktiv darin üben, sich von Vorstellungen und Emotionen zu verabschieden, die Ihnen nicht guttun. Darüber hinaus erwarten Sie eine Vielzahl an Tipps, Rezepten und Kreativideen, die Sie als achtsame Pausen in Ihren Alltag integrieren können.

Wir wünschen Ihnen nun viel Freude beim Schmökern in diesem Buch. Vielleicht bekommen Sie Lust, einige der leichten Übungen nachzuvollziehen oder sie gar regelmäßig zu praktizieren. Mit der Zeit werden Sie feststellen, dass es gar nicht so viel dazu braucht, die Schönheit der Welt auf vielfältige Weise wahrzunehmen. In diesem Sinne wünschen wir Ihnen einen frischen, aufmerksamen Blick auf Ihre Welt. Gelassenheit und Glück sind nämlich überall da, wo man sie zulässt.

Viel Freude bei der Lektüre!

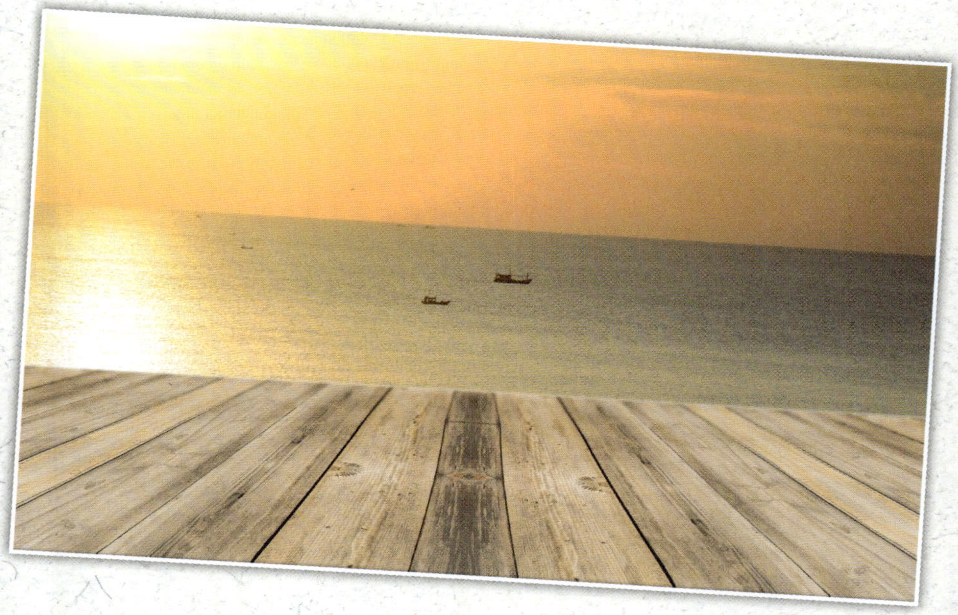

1

„Die Dinge haben immer nur den Wert, den man ihnen verleiht."

— MOLIÈRE (1622–1673) —

2

ZUFÄLLIG GLÜCKLICH

Kennen Sie den Unterschied zwischen Zufallsglück und Lebensglück? Die deutsche Sprache unterscheidet nicht, wofür es im Englischen zwei Wörter gibt: „luck" und „happiness".

Luck, das ist das Zufallsglück: Wenn wir im richtigen Moment am richtigen Ort sind, wenn wir das Glückslos ziehen, wenn wir 2 Euro auf der Straße finden, wenn wir zu spät kommen und der letzte Zug auch – Glück gehabt!

Das Zufallsglück fällt uns im wahrsten Sinne des Wortes zu. Lassen Sie diese Momente nicht vorüberziehen, sondern kosten Sie sie in ihrem vollen Umfang aus. Freuen Sie sich: Sie haben gerade einen Glücksmoment erlebt! Denn all die kleinen und großen guten Dinge, die Ihnen passieren, tragen sehr viel zum anderen Glück, Ihrem Lebensglück, bei – wenn Sie sich entscheiden, sie richtig wahrzunehmen.

Haben Sie einmal damit angefangen, werden Sie merken, wie viele dieser wertvollen Momente es in Ihrem Leben doch gibt. So sind Sie auf dem besten Weg zu Happiness.

Meine Glücks-Oasen

Ein duftender Kaffee in der frisch geputzten Küche, das erste Mal Spargel im Frühling, der erste laue Sommerabend draußen, der Geruch von Tannennadeln in der Adventszeit. Unser Leben bietet uns viele kleine Oasen des Glücks, die wir fast umsonst bekommen, wenn wir nur aufmerksam dafür sind.

Welche alltäglichen Momente des Glücks fallen Ihnen ein? Gönnen Sie sich eine kurze Pause vom Alltag und machen Sie eine Gedankenreise zu Ihren persönlichen Glücks-Oasen. Notieren Sie ein paar davon gleich hier, denn je bewusster Sie sie sich machen, desto weniger laufen Sie Gefahr, sie für selbstverständlich zu nehmen.

1. ....
2. ....
3. ....
4. ....
5. ....
6. ....
7. ....
8. ....
9. ....
10. ....

Die wichtigste Übung:

ATMEN

Der wichtigste Weg zur Achtsamkeit ist ganz einfach: Alles beginnt mit Atmen. Wenn wir uns komplett aufs Atmen konzentrieren, sammeln sich unsere Kräfte, kehren wir zum Ursprung des Lebens zurück. Beginnen Sie daher Ihren Weg zur Achtsamkeit mit einer einfachen Übung:

» Wählen Sie einen Moment, in dem Sie für sich sind und schließen Sie die Augen. Dabei ist es gleichgültig, ob Sie sitzen, liegen oder stehen und wo Sie sich befinden. Atmen geht immer.

» Kontrollieren und steuern Sie nichts. Beobachten Sie nur, wie der Atem ruhig fließt. Wie fühlt die Luft sich an, wenn sie in den Körper gelangt, und wie fühlt es sich an, wenn sie ihn wieder verlässt?

» Die Oberfläche des Körpers bewegt sich dabei, vielleicht hauptsächlich die Brust, vielleicht auch der Bauch. Spüren Sie der Bewegung nach, aber ändern Sie nichts daran.

Wenn Sie sich einmal mit Ihrem Atem vertraut gemacht haben, werden Sie bemerken, dass er eine Quelle der Beruhigung und des Lebens ist. Das ist alles.

Kreatives Ausmalen ist heute eine bei vielen Erwachsenen genauso beliebte Freizeitbeschäftigung wie bei Kindern. Natürlich sind die Motive etwas anspruchsvoller. Aber in jedem Fall gilt: Ausmalen macht Spaß und entspannt. Es ist kreativ, lenkt von schlechten Gedanken ab und fokussiert den Geist auf eine einzige Sache. Somit ist es auch eine tolle Achtsamkeitsübung, die man wunderbar sowohl in Ruhe zu Hause als auch einfach zwischendurch in der Kaffeepause oder unterwegs machen kann. Vielleicht entdecken Sie Ausmalen ja auch für sich als Ruhepol?

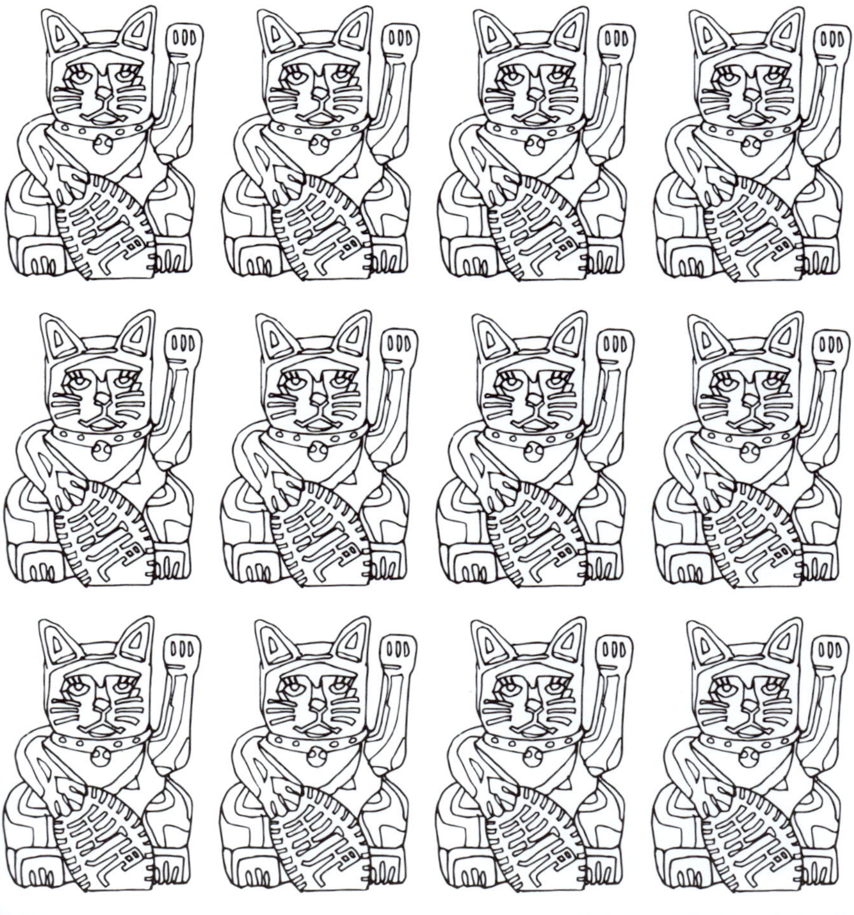

6

WIE FÜHLT SICH das an?

Die Haut ist unser größtes Organ und sie ist zu den vielfältigsten Empfindungen in der Lage. Meistens nehmen wir vornehmlich die unangenehmen Gefühle wahr, wenn etwas stört oder beginnt schmerzhaft zu werden. Wenn z. B. der Sonnenbrand sich meldet oder eine Allergie sich juckend bemerkbar macht.

Dabei gibt es in unserer Umwelt so viel Angenehmes zu spüren: Sommerwind auf der Haut beim Fahrradfahren, die weiche Daunendecke kurz vorm Aufstehen, der kühle, glatte Stoff des neuen Sommerkleides. Fühlen Sie immer mal wieder genau hin, was so alles auf Ihre Haut trifft.

7

LISTE DER SCHÖNEN DINGE

Sich etwas Gutes tun: Manchmal scheint unklar, wie das genau geht. Will ich überhaupt ein Wochenende in einem Wellnesstempel verbringen oder wird mir da eher langweilig? Will ich nicht lieber einen Flohmarkt organisieren? Und ist das viel gelobte Spazierengehen eine geeignete Beschäftigung für mich am Sonntagnachmittag oder will ich lieber ins Kino?

Machen Sie sich Ihre persönliche Liste der Lieblingsbeschäftigungen. Was tut Ihnen gut bei Stress? Was brauchen Sie, wenn sich das Leben leer anfühlt? Mit wem verbringen Sie gern Zeit? Was fehlt Ihnen noch zu Ihrem Glück? Wenn man einen solchen imaginären Wunschzettel zur Hand hat, ist es sehr viel leichter, sich auch mal selbst in den Fokus zu rücken und sich zu verwöhnen.

BODY SCRUB

Body Scrub ist Englisch für „Körper abschrubben". Gönnen Sie sich und Ihrer Haut ab und zu mal so eine kleine „Abreibung". Der braune Zucker sorgt für ein wohliges Massagegefühl, entfernt abgestorbene Hautschüppchen und macht die Haut rosig und gut durchblutet. Der Duft des Zitronengrases sorgt für einen Frischekick!

Zutaten

» 3 g frisches Zitronengras
» 100 g brauner Zucker
» 10 g Jojobaöl
» 1 g Parfümöl Zitronengras

So geht's

1. Utensilien bereitstellen und alle Zutaten abwiegen.
2. Das frische Zitronengras ganz klein schneiden und – wenn zur Hand – in einem Mörser zerstampfen.
3. Zucker, Jojobaöl, geschnittenes Zitronengras und Parfumöl in eine Schüssel geben. Mit den Händen gut durchkneten.
4. In ein sauberes, desinfiziertes (z. B. durch Abkochen) Gefäß mit Deckel füllen und beim nächsten Duschen als erfrischendes Peeling benutzen.

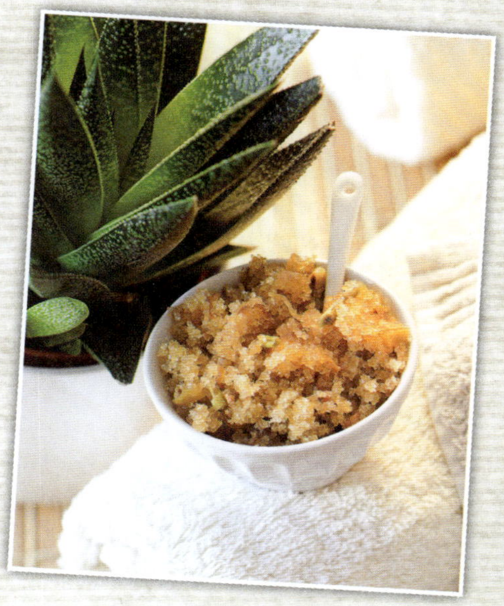

9

Leben ist jetzt

Was Hoffnungen und Erwartungen ausmacht, ist ihre Ausrichtung auf die Zukunft. Wir hoffen, einen Zustand, der uns nicht so gut gefällt, in einen zu verwandeln, der uns besser passt. Das bringt viel Gutes mit sich: Wer sich eine Traumfigur wünscht, kauft Gemüse ein und geht ins Sportstudio, wer die Chefin beeindrucken will, bereitet das nächste Meeting besonders gründlich vor, wer einen ganz individuellen Schal haben will, lernt stricken und legt los. Pläne zu haben ist wichtig für uns Menschen, sie inspirieren und lassen uns aktiv werden.

Dabei sollten Sie eines im Auge behalten: Auch das, was aktuell geschieht, ist Leben. Ihr Leben. Es spielt sich jetzt ab, nicht nur in der Zukunft. Grund genug, sich das immer wieder klar zu machen, innezuhalten, tief durchzuatmen und sich selbst zu sagen: Du lebst. Auch jetzt. Gerade jetzt.

10

„Gib jedem Tag die Chance, der schönste deines Lebens zu werden."

— MARC TWAIN (1835–1910) —

Glück kann man lernen

Der Mensch ändert sich nicht, sagt man. Wer als Pessimist zur Welt gekommen ist oder durch prägende Erlebnisse dazu wurde, der bleibt sein Leben lang einer. Diese Annahme ist wohl eine der fatalsten, die man über Menschen machen kann.

Denn wie wir schon gelernt haben, hängt glücklich sein ganz entscheidend damit zusammen, Glücksmomente zu erkennen und wahrzunehmen. Daher kann ich mir sehr wohl vornehmen, hauptsächlich die positiven Seiten einer Sache zu sehen.

Dies wird im Laufe der Zeit dazu führen, dass ich sie auch immer besser erkennen kann. Wie bei allem im Leben wird dabei ein Gewöhnungseffekt eintreten, in diesem Fall ein sehr wünschenswerter.

Vielleicht wollen Sie einmal eine Weile Buch führen, was für gute Dinge Ihnen an einem Tag geschehen sind. Oder Sie nehmen sich vor, in Gesprächen darüber, wie Ihr Tag war oder wie es Ihnen geht, immer mindestens auch zwei positive Dinge zu erzählen, die Ihnen passiert sind.

Wenn Sie es regelmäßig tun, trainieren Sie Ihre Fähigkeit, Ihre Welt positiv wahrzunehmen. Das Training wird Sie aufmerksamer machen für das Gute. Diesen neu eingebauten Filter werden Sie bald nicht mehr missen wollen.

Was ist los?

Man ist mit dem falschen Bein aufgestanden, dann war die Milch sauer und der Stau besonders lang. Auf der Arbeit ging es nicht besser weiter, und zu Hause gab es abends Streit. Es gibt solche Tage, die man am liebsten aus dem Kalender streichen würde.

Manchmal ist die Laune aber auch im Keller, ohne dass man genau sagen könnte, woran es liegt. Man reagiert gereizt oder ängstlich und fragt sich warum. Stellen Sie sich die Frage ruhig einmal ganz explizit: Was stört mich gerade? Warum fühle ich mich unwohl? Warum nerven mich meine Kollegen heute ganz besonders?

Oft bekommt man darauf nämlich eine Antwort, wenn man nur aufmerksam in sich spürt und nach dem Grund für eine Verstimmung sucht. Haben Sie sie erst gefunden, können Sie auch viel souveräner damit umgehen und sich selbst und Ihren Mitmenschen wieder entspannter und fröhlicher gegenübertreten.

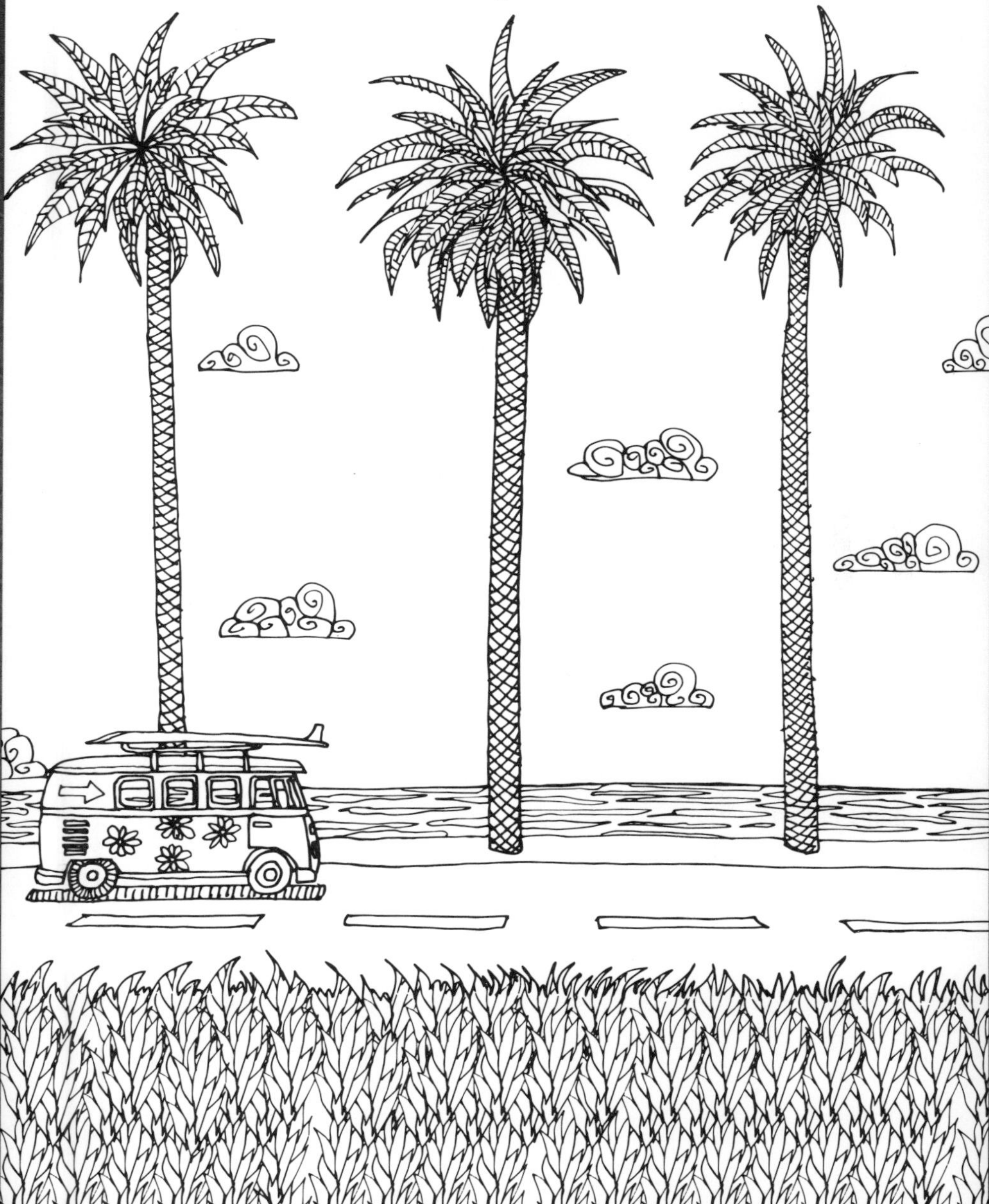

DER IDEALE START

Die Frage, wieviel und wie gut sie geschlafen haben, beschäftigt viele Menschen. Kein Wunder, denn guter Schlaf ist die Voraussetzung für einen guten, erfüllten Tag. Fast ebenso wichtig ist es, sich zu fragen: Wie bin ich heute aufgewacht?

Wie wäre es, dem Aufwachen etwas mehr Raum zu geben, als wir das gewöhnlich tun? Hängt noch ein Traum über dem Bett, über den Sie ein wenig nachdenken möchten? Wie stehen Sie heute Morgen zu dem Problem, das Sie gestern Abend noch länger beschäftigt hat? Und überhaupt: Wie fühlt sich das Bett an, die weiche Decke, die (hoffentlich) ausgeruhten Glieder?

Machen Sie es sich ruhig zur Gewohnheit, sich ein paar ruhige Minuten zu geben, bevor Sie starten. Nehmen Sie ein paar Atemzüge ohne den Gedanken an das Smartphone, ohne die Morgennachrichten. Recken und strecken Sie sich und genießen Sie die Vorfreude auf den Kaffee oder Tee und das Frühstück. Damit fängt der Tag auf jeden Fall schon gut an, egal, wie er dann weitergeht.

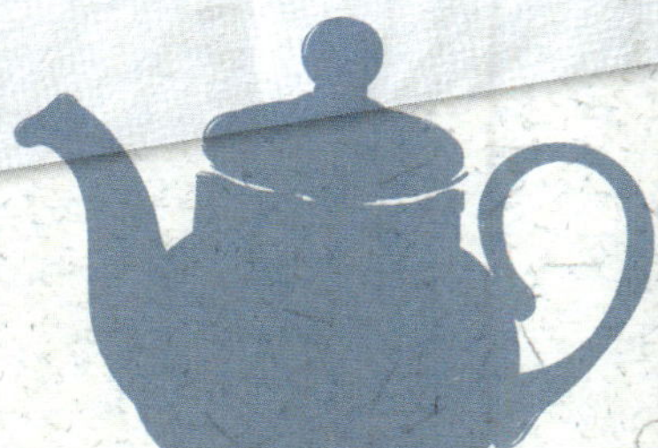

CHAI-LATTE-OVERNIGHT-OATS

Ein gesundes und leckeres Frühstück ist der perfekte Start in den Tag. Lassen Sie sich dabei ausreichend Zeit zum Kauen und Schmecken. Es muss trotzdem möglichst schnell gehen? Kein Problem. Denn Vorbereitung heißt das Stichwort. Mit Overnight-Oats können Sie am Vorabend ganz in Ruhe (fast) alles zusammenstellen und dürfen morgens genießen.

Zutaten für 1 Portion:

40 g zarte Haferflocken
125 ml Milch
1 El Haferkleie
1 El Chia-Samen
1 Tl lösliches Chai-Latte-Pulver
1 Prise Salz
1–2 Tl Honig
frische Früchte nach Wahl
gut verschließbares Einmachglas

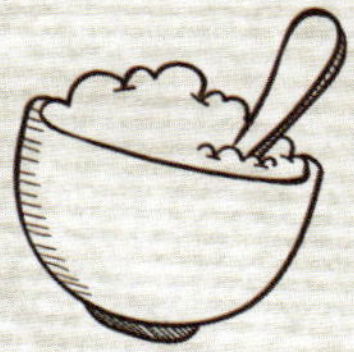

Alle Zutaten außer den frischen Früchten in das Einmachglas geben, den Deckel aufsetzen und die Mischung kräftig durchschütteln, bis alles gleichmäßig vermischt ist.

Das Glas über Nacht in den Kühlschrank stellen und die Overnight Oats am nächsten Morgen kalt oder erwärmt mit frischen Früchten nach Wahl zum Frühstück servieren.

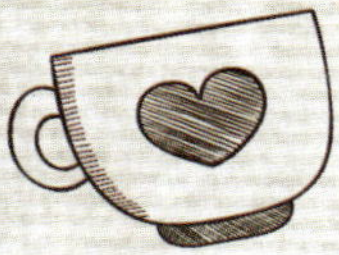

16

EIN PLATZ an der Sonne

Tageslicht ist ganz wesentlich für gute Laune und auch für körperliche Gesundheit. Die Sonne sorgt für Wachstum und Entwicklung, auch bei uns Erwachsenen. Deshalb ist oberstes Gebot: Lass die Sonne rein. Im übertragenen Sinne gilt das sowieso, aber es geht auch darum, buchstäblich Licht in alle Lebensräume zu lassen. Fenster auf, Vorhang zurück, Rollo hoch – das ist die Devise. Und an die Sonne zu gehen, wenn sie schön scheint, ganz besonders in der dunklen Jahreshälfte, wenn Sonnenmomente rarer sind.

„Keine Zeit“ und schon gar nicht „keine Lust“ gelten wie immer nicht als Ausrede. Und wie immer gilt, dass ein paar Minuten – z. B. die Mittagspause – schon reichen. Denn meistens machen diese paar Minuten sowieso Lust auf mehr und motivieren für die nächste Tageslicht- und Sonneneinheit.

17

„Leben, das ist das Allerseltenste in der Welt – die meisten Menschen existieren nur.“

— *OSCAR WILDE (1854–1900)* —

Sich selbst loben

Unsere Mitmenschen reagieren oft empfindlich, wenn uns herausrutscht, dass man findet, dass einem etwas gelungen ist, dass einem etwas leicht fällt, dass man ein Talent an sich entdeckt hat. „Eigenlob stinkt“ ist ein wiederkehrender Spruch, an dem sicher etwas dran ist, der aber nicht immer passt.

Es hat durchaus eine heilsame Wirkung, an sich gute Eigenschaften festzustellen und sich selbst zu mögen, für etwas, das man kann. Das bedarf keiner Mitteilung an die anderen. Aber sich selbst darf man es sagen, ganz leise, unter uns sozusagen.

Betrachten Sie Ihre Eigenschaften und Fähigkeiten durchaus auch einmal ganz wohlwollend, auch dann, wenn Sie gerade nicht an einer Bewerbung schreiben. Freuen Sie sich daran, was Sie sind und können.

FRÜHLINGSFENSTER

Kreativ tätig zu sein ist für ein achtsames Leben eine wichtige Bereicherung. Sie erhalten Input über Augen, Fühlsinn, Ohren und Nase, schenken Ihrer Tätigkeit Ihre ganze Aufmerksamkeit und schaffen sich ruhige Moment für die Erstellung Ihres Werkes. Und wenn es zu Ihrer Zufriedenheit fertiggestellt ist, ist das die Gelegenheit, um Weg Nr. 18 zu üben und sich mal selbst ein kleines Lob auszusprechen, wie hübsch alles geworden ist. Das Frühlingsfenster können Sie das ganze Jahr immer wieder jahreszeitgemäß umdekorieren, die bunten Farben und den Duft der Blumen genießen.

Größe: ca. 30 x 30 cm

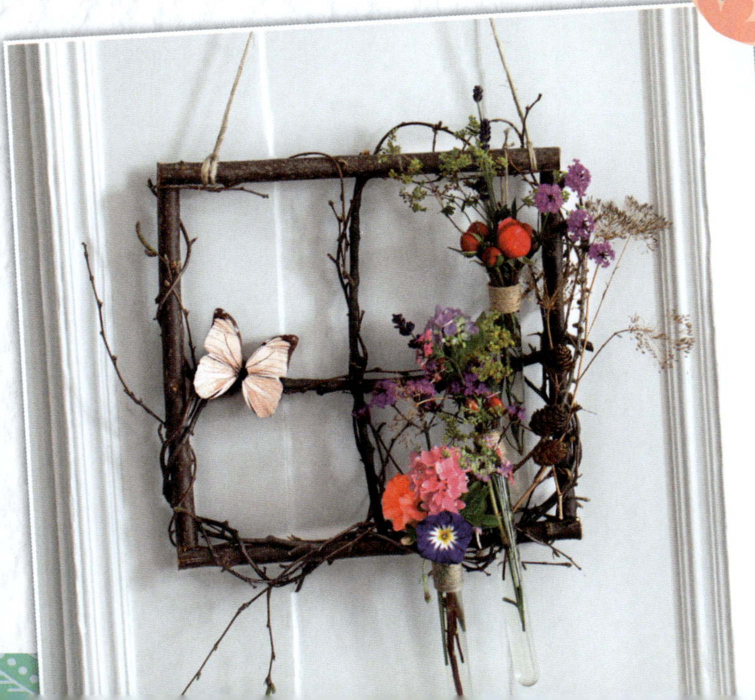

Material

- 6 Äste, möglichst gerade, je 30 cm lang, 4 x ø 15 mm und 2 x ø 5 mm
- dünne, biegsame Birkenzweige
- dünner Lärchenzweig mit mehreren Zapfen
- Deko-Schmetterling mit Befestigungsklammer, 7 x 7 cm
- 3 Reagenzglas-Vasen, ø 2 cm, 19 cm lang
- kleine, frische Blumen (z. B. Ackerwinde, Pfingstrosen, Frauenmantel und Verbene)
- Bindfaden in Naturbraun, mittelstark, 20 m lang
- 8 dünne Nägel, 1 cm lang

Außerdem

- Holzleim
- Säge
- Astschere
- Hammer

1. Die Enden der vier 30 cm langen Äste, ø 15 mm, mit der Säge je 15 mm einkerben, damit die Äste auf Eck gut aufliegen. Die Eckverbindungen zusätzlich mit Holzleim und – von der Rückseite aus – mit je einem Nagel stabilisieren.
2. Für die Fenstersprossen die zwei dünneren, 30 cm langen Äste ebenfalls über Kreuz legen. Mittig an den Rahmen-Ästen mit Nägeln befestigen.
3. Für die Aufhängung zwei ca. 50 cm lange Bindfadenstücke abschneiden und mit einer Schlaufe jeweils oben am Astrahmen befestigen.
4. Zum Schluss den Rahmen mit den Blüten, Vasen und Zapfen dekorieren. Die Birkenzweige mehrmals um den Rahmen und die Fenstersprossen winden. Den Lärchenzweig mit den Zapfen unten rechts um den Rahmen winden. Die Reagenzglasvasen einige Male mit Bindfaden umwickeln und auf einer Seite des Fensters untereinander am oberen Rahmen, der horizontalen Fenstersprosse und am unteren Rahmen festbinden.
5. Dann die Vasen mit etwas Wasser füllen und die Blumen hineinstellen. Zuletzt den Schmetterling auf der gegenüberliegenden Seite auf der horizontalen Fenstersprosse befestigen.

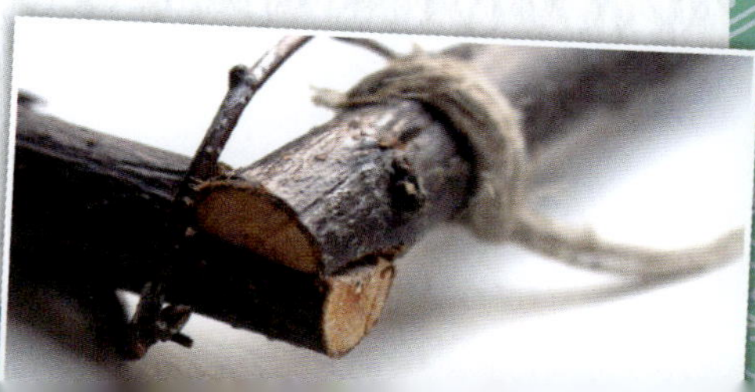

KLEINE MOMENTE – ganz groß

Oft sind es die kleinen Momente, die wir bewahren, während wir den großen Zusammenhang getrost vergessen. Eine einzelne Szene bleibt vom zweistündigen Kinofilm in Erinnerung, ein einziges Tier vom Zoobesuch, ein besonders eindrücklicher Gedanke in einem langen Gespräch mit einem Freund.

Diese kleinen Momente sind es, die den Geist erhellen und als leuchtende Punkte im Fluss der großen Geschehnisse bleiben. Dafür muss man nichts tun, außer dem Moment eine Chance geben, dem Hier und Jetzt. Es gibt dabei nichts zu verbessern, nichts zusammenzufassen und einzuordnen, zu bewerten. Einfach da sein und wahrnehmen, das reicht schon.

Tschüss, Kopfschmerz!

Kopfschmerzen sind ein Warnsignal Ihres Körpers (nicht nur) bei Stress oder falscher Körperhaltung. Gegen leichte Kopfschmerzen helfen häufig schon Flüssigkeitsnachschub, eine kurze achtsame Ruhepause und eine kleine Akupressurmassage. Der beste Punkt für eine wirksame Akupressur ist der Bereich am äußeren Rand Ihrer Augenbrauen. Mit beiden Mittelfingern üben Sie stetigen, sanften Druck auf diese Partien aus. Nehmen Sie sich mindestens eine Minute Zeit, verstärken Sie langsam den Druck und achten Sie auf die Reaktion und Signale Ihres Körpers. Bei Bedarf wiederholen.

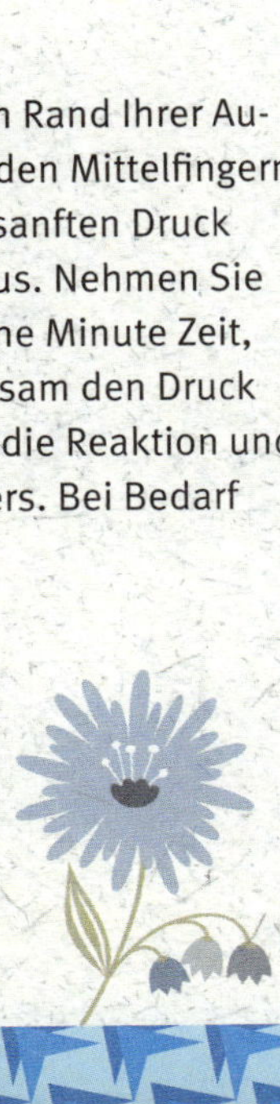

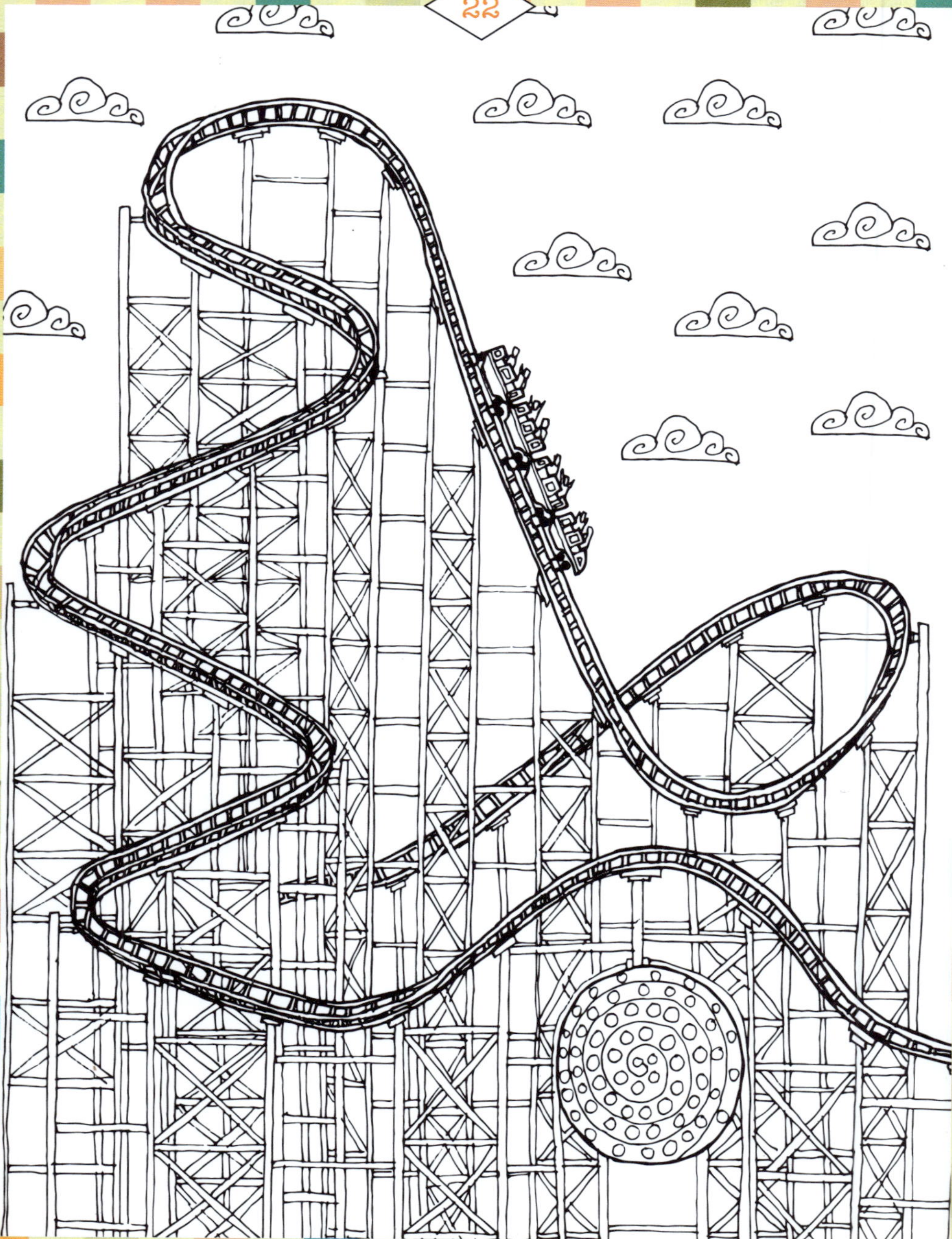

„Wie geht es Dir?“, steht auf der ewigen Hitliste der Smalltalk-Einstiege sicherlich ganz weit oben. Für die meisten ist die Frage nur der Auftakt zum Gespräch und sicherlich erwarten die wenigsten eine ehrliche, ausführliche Antwort. Das gehört zu den Gepflogenheiten des Alltags und ist völlig in Ordnung so.

Wie viel schöner ist es aber, wenn gute Freunde einander die Frage wirklich aufmerksam stellen und beantworten. Wenn wir uns wirklich bemühen, uns in unser Gegenüber einzufühlen und nachzuvollziehen, was ihn gerade bewegt, erfreut oder besorgt. Mit gleicher Aufmerksamkeit wird man uns begegnen, wenn wir von uns berichten. Dazu gehören Vertrauen und Mitgefühl. Denn wir sollten uns immer klarmachen: Für leeres Geplänkel ist unsere Lebenszeit einfach zu kostbar.

Und selbst?

KREISE ZIEHEN

Die folgende Entspannungs- und Aufwärmübung aus dem Tai Chi bewegt Ihren ganzen Körper und macht ihn geschmeidiger. Fühlen Sie jede Bewegung bewusst mit und führen Sie sie ruhig, mit ausreichend Zeit und kontrolliert aus.

» Stellen Sie sich in die Grundstellung des Tai Chi, d. h. mit parallel stehenden Füßen in schulterbreitem Abstand und leicht gebeugten Knien. Die Arme locker an den Seiten hängen lassen, Kopf und Wirbelsäule sind aufrecht.

» Machen Sie mit den Schultern abwechselnd weite Kreise nach hinten und lassen Sie dabei die Arme locker hängen. Diese Bewegung ist etwa wie Rückenschwimmen ohne Arme; die ganze Wirbelsäule, die Hüfte und die Beine sind an ihr beteiligt, so groß sollen Ihre Kreise werden.

» Schließen Sie dann weite Kreise aus dem Becken an, bei denen der Oberkörper aufrecht gehalten wird. Genießen Sie es, wenn Ihre Hüftgelenke allmählich immer größere Bewegungen zulassen.

» Dann fassen Sie auf Ihre Knie und beugen sich mit dem Oberkörper etwas vornüber. Machen Sie kleine, sanfte Rotationen in beide Richtungen aus den Knie- und Fußgelenken, um in diesen Körperregionen geschmeidiger zu werden. Vermeiden Sie zu große und heftige Kreise, denn Ihre Knie sind nicht dafür geeignet.

» Erfinden Sie eigene Übungen, um auch Ihre Ellenbogen und Handgelenke durch Kreisen geschmeidiger zu machen.

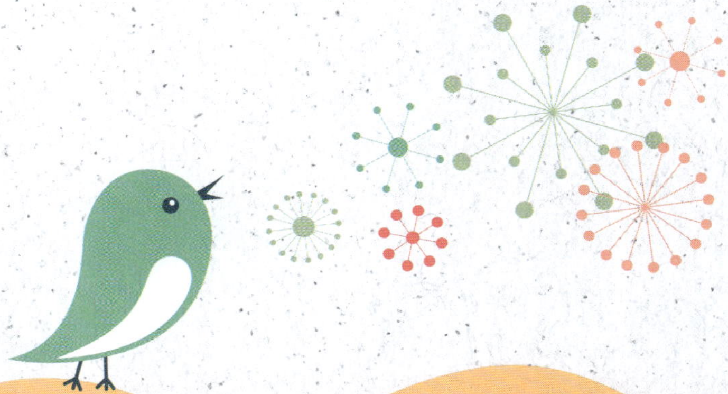

„Je mehr du gedacht, je mehr du getan hast, desto länger hast du gelebt."

— IMMANUEL KANT (1724–1804) —

KENNEN SIE MBSR?

Wer sich mit Achtsamkeit beschäftigt, der begegnet früher oder später dem amerikanischen Biologen Jon Kabat-Zinn der die moderne Form der Achtsamkeit aus fernöstlichen Meditationsformen entwickelt hat.

Fast 40 Jahre ist es schon her, dass er die Stress Reduction Clinic gründete, in der die von ihm entwickelte Technik Mindfulness Based Stress Reduction, also „Achtsamkeitsbasierte Stressreduktion" an Patienten weitergegeben wurde. Heute ziemlich bekannt unter der Abkürzung MBSR.

Inzwischen werden in vielen Städten in Fortbildungszentren und Volkshochschulen MBSR-Kurse angeboten. Sie umfassen erste Übungen zur Annäherung an die Achtsamkeit, z. B. den Body Scan und leichte Meditationen. Da auch in medizinischen Studien die heilsame Wirkung von Achtsamkeit beziehungsweise MBSR bewiesen wurde, bezuschussen viele Krankenkassen mittlerweile die Teilnahme an einem solchen Kurs.

Gutes Bauchgefühl

Wenn Sie sich schon ein paar Mal Zeit genommen haben, Ihrem Atem ohne jede Kontrolle nachzuspüren, können Sie zu einer etwas fortgeschrittenen Übung übergehen und beginnen, den Atem zu lenken.

Vielleicht geht es Ihnen so wie vielen Ihrer Mitmenschen: Der alltägliche Wahnsinn hat Ihren Atem flach werden lassen, sodass er tiefere Regionen als Schultern und Brust gar nicht mehr so recht erreicht.

Um das zu üben, legen Sie sich flach auf den Rücken. Entspannen Sie Ihren Körper, insbesondere die Schultern. Ein guter Trick ist, die Schultern zunächst möglichst weit von den Ohren zu entfernen und dann locker zu lassen. Legen Sie nun eine Hand unterhalb des Nabels auf den Bauch und eine Hand oberhalb.

Ziel der Übung ist es nun, den Abstand der Hände beim Atmen zu vergrößern, indem man so tief wie möglich in den Bauch atmet. Je ruhiger der Atem wird, desto größer wird auch der Abstand.

~ VERZICHTBARES ~

Wenn wir genauer darüber nachdenken, stellen wir fest, dass vieles, wonach wir streben, verzichtbar ist. Die erhoffte Beförderung, der anstehende Großputz, eine aufwendige Einladung für die ganze Familie. Manches Mal gründen sich Hoffnungen auf Erwartungen, die man von außen an uns stellt, und denen wir uns fügen, weil wir glauben, es müsse so sein. Halten Sie einen Moment inne und notieren sie, worauf sie verzichten würden, wenn sie ganz frei entscheiden könnten:

1. ....
2. ....
3. ....
4. ....
5. ....
6. ....
7. ....
8. ....
9. ....
10. ....

Abwarten und Tee trinken

… ist eine altmodisch anmutende Redewendung, die im Gegensatz zu Effizienz, Produktivität und Lösungsorientiertheit steht. Falsch!

Gerade im ruhigen Abwarten ergeben sich die produktivsten Ideen für ein neues Projekt und die elegantesten Lösungen eines Problems. Kennen Sie nicht auch die Situation, dass der Computer sich aufgehängt hat und auf keinerlei wütendes Tastendrücken mehr reagiert? Verlassen Sie aber den Raum, um einen Kaffee (vielmehr einen Kräutertee …) zu holen, besinnt sich das Biest und fährt mit seiner Arbeit fort.

Wir kennen meistens nicht jedes Detail einer Sachlage. Mancher Zusammenhang und viele Details stellen sich erst im Laufe der Zeit heraus.

Also ist der Geduldige, der warten kann, durchaus klar im Vorteil. Faul zurücklehnen und es laufen lassen ist damit aber keinesfalls gemeint. Es geht vielmehr darum, alles zu seiner Zeit zu tun, aber damit sind wir schon beim nächsten Sprichwort …

HEISSE Schokolade

Ob wir nun zum Abwarten Kaffee oder Kräutertee trinken, klar ist doch eigentlich, dass das am glücklichsten machende Getränk heiße Schokolade ist, oder? Eine achtsame Pause mit einer dampfenden Tasse tut immer gut.

Rühren Sie aber nicht einfach nur Kakaopulver in heiße Milch, sondern zelebrieren Sie ein bisschen, gerne auch in sympathischer Gesellschaft. Für zwei Tassen echte, sahnige, himmlisch schokoladige, selbstgemachte heiße Schokolade zunächst 50 ml Sahne steif schlagen und 60 g dunkle Kuvertüre (70 % Kakaoanteil) fein reiben. Dann eine halbe Vanilleschote längs halbieren. Das Mark herauskratzen, zusammen mit der Schote in 400 ml Milch geben und kurz aufkochen lassen. Nun unter Rühren die geriebene Schokolade in der heißen Milch schmelzen lassen. Nach Geschmack noch etwas Zucker in die heiße Schokolade rühren, die Vanilleschote herausnehmen. In Tassen füllen und mit je einem Klecks Sahne servieren.

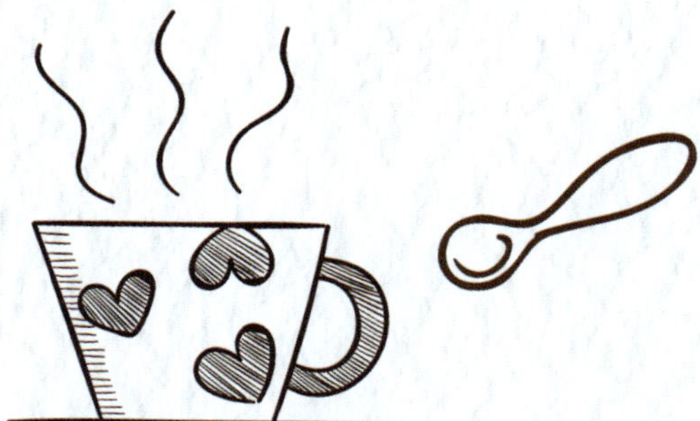

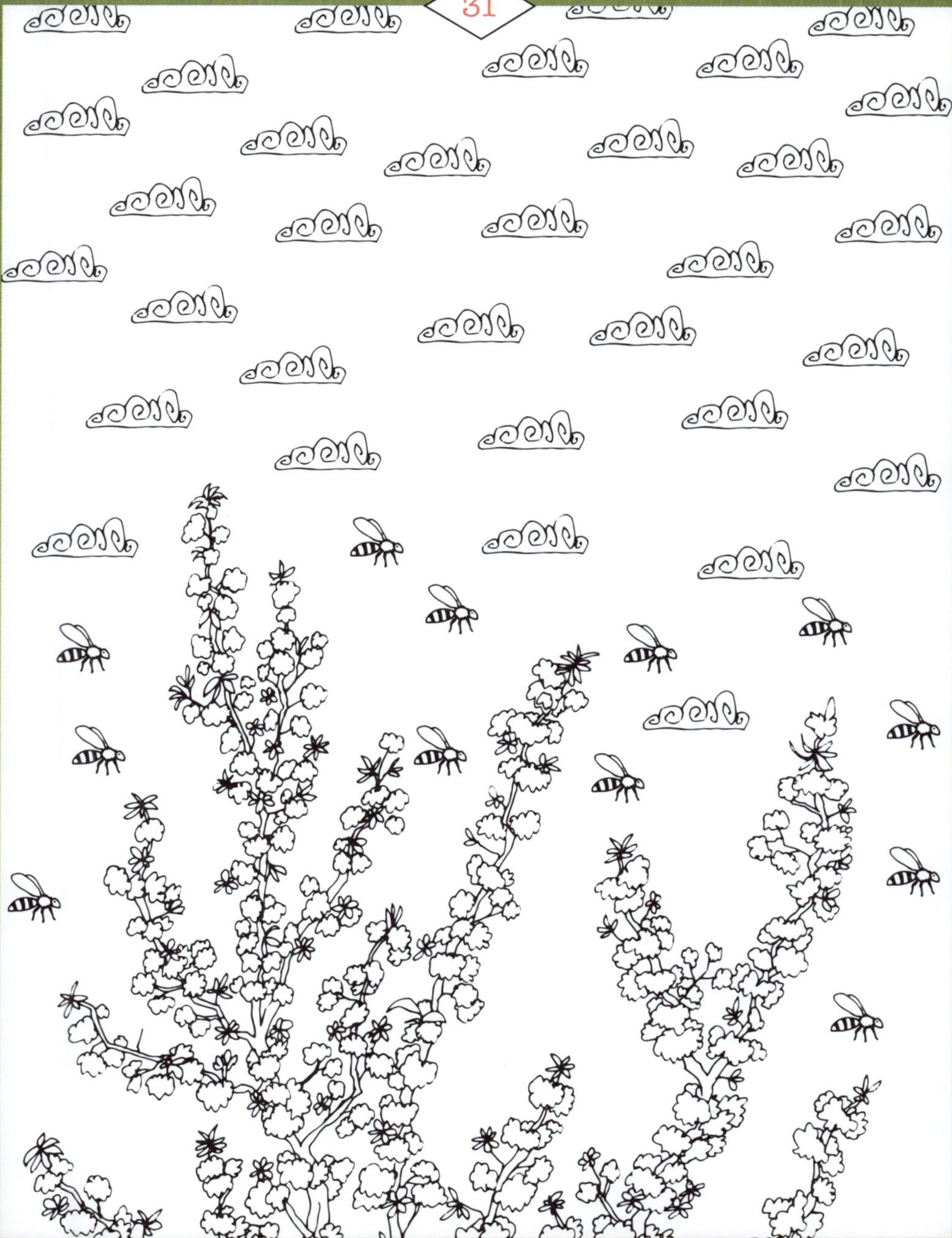

32

In zweiter Reihe

Wenn wir an einer Straße irgendwo warten, z. B. an der Ampel, oder wenn wir in Bus oder Bahn auf einer wohlbekannten Strecke unterwegs sind, lassen wir häufig alles an uns vorüberziehen, ohne noch richtig hinzuschauen.

Dabei gibt es noch so viel zu entdecken – und zwar hinter den Bäumen, Häusern und Zäunen, auf die Ihr Blick als Erstes fällt. Was steht in der zweiten Reihe? Welche Gebäude, Gärten oder Plätze sind Ihnen auf Ihrem Weg zur Arbeit bisher noch nie aufgefallen, obwohl Sie ihn tagtäglich fahren oder gehen? Sie werden bald merken, dass etwas, was Ihnen langweilig und immer gleich vorkam, plötzlich wieder neu und spannend ist – weil Sie achtsam hingesehen haben.

33

Rosige Zeiten

Echte Glücksmomente verschafft Ihnen der süße Duft von Rosen. Etwas Rosenöl zum Vollbad oder ein paar Tropfen ätherisches Öl in die Aromalampe wirken Wunder nach einem anstrengenden Tag. Rosenduft hat eine beruhigende und stimmungsaufhellende Wirkung. Vielleicht cremen Sie sich mit Rosen-Body-Lotion ein oder stecken ein kleines Fläschchen Rosenöl in Ihre Tasche. Schnuppern Sie in hektischen Momenten kurz daran, um wieder zur Ruhe zu kommen, oder z. B. vor einer Atemübung

Danke!

Ein Kompliment ist objektiv betrachtet etwas Schönes: Jemand sagt mir, dass mir etwas gelungen ist, was besonders schön an mir ist, an meiner Wohnung, meinem Garten, meiner neuen Frisur. Seltsam, dass wir es selten einfach nur annehmen können, sondern oft das Gefühl haben, es relativieren zu müssen: Findest Du wirklich? Das ist nur Zufall! Aber nein, Deine Wohnung ist viel schöner als meine – so hören wir uns sagen und glauben, es auch wirklich so zu meinen.

Bei Licht betrachtet ist es aber eine wunderbare Gabe, ein Kompliment als das zu nehmen, was es ist. Eine freundliche Bemerkung, der Ausdruck davon, dass wir einem anderen eine Freude gemacht haben mit dem, wie wir sind oder was wir getan haben.

Darum sollten wir uns genau dabei beobachten, wie wir uns verhalten und einfach mal probieren, wie es sich anfühlt zu sagen: Danke, das finde ich eigentlich auch.

DREH MAL AUF!

Musik beeinflusst unseren Gemütszustand wie kaum etwas anderes. Nicht von ungefähr hören wir traurige Liebeslieder bei Herzschmerz und kommen bei lästiger Hausarbeit gleich schneller voran, wenn dazu die Gute-Laune-Lieblingsplaylist läuft. Am besten schön laut ...

Größe: ca. 23 cm lang, ø 7,5 cm (ohne Füße)

Material

» leere Chipsdose, 23 cm hoch, ø 7,5 cm
» Baumwollstoff, hier in Schwarz mit Kolibrimuster, 24 x 30 cm
» Kordel in Neongelb, 75 cm lang
» Sprühfarbe in Neongelb
» 2 Eisstiele

Werkzeug

» Zeitungspapier (zum Unterlegen)
» Cutter und Schneideunterlage
» Stoffschere
» doppelseitiges Klebeband
» Heißkleber
» Atemschutz
» Einmalhandschuhe

1. Schneiden Sie mit dem Cutter in der Mitte der Chipsdose eine Öffnung für das Handy. Halten Sie Ihr Smartphone dazu einmal an die Dose, um zu sehen, wie breit die Öffnung werden soll.
2. Das doppelseitige Klebeband komplett um die Chipsdose kleben und den Stoff, zugeschnitten wie in der Materialliste angegeben, straff drum herum wickeln. Achten Sie darauf,

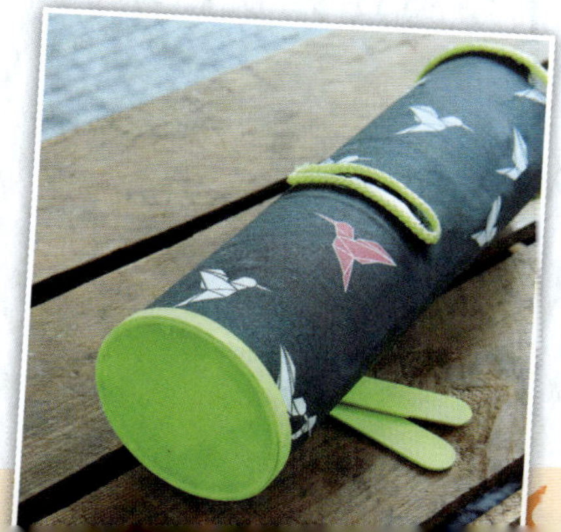

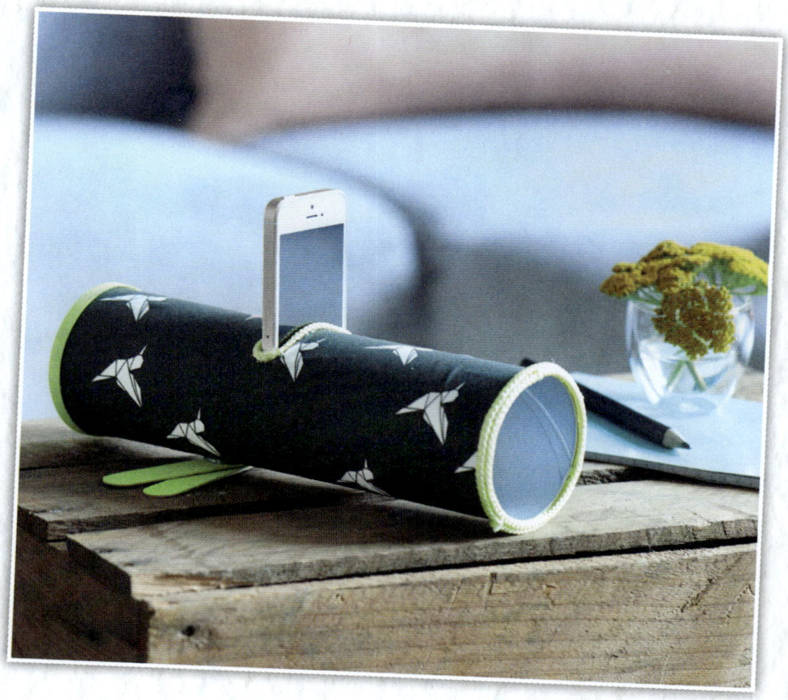

dass der Stoff oben an der Dosenöffnung bündig anliegt. Unten steht er etwas über.

3. Nun kleben Sie mit Heißkleber ein Stück Kordel um die Öffnung, auf der normalerweise der Deckel steckt, und um den Schlitz, den Sie eben mit dem Cutter geschnitten haben.
4. Den Deckel der Chipsdose und die Eisstiele von allen Seiten mit der Sprühfarbe in einem gut belüfteten Raum ansprühen und trocknen lassen.
5. Den überstehenden Stoff am Boden der Dose nach innen umklappen, dann den angesprühten Deckel aufstecken.
6. Fast fertig! Damit der Speaker stabil ist, müssen Sie jetzt nur noch die beiden Eisstiele über Kreuz von unten in der Mitte der Chipsdose mit Heißkleber befestigen. Lieblingslied suchen, das Handy in den Speaker stecken und abtanzen!

36

Nur fünf Minuten! Nur fünf Minuten?

Sich eben mal fünf Minuten hinsetzen, um Achtsamkeit zu praktizieren, das erscheint einfach, und so legt man mit den besten Vorsätzen los. Wenn man dann mal sitzt, stellt man fest, dass selbst diese kurze Zeit ziemlich lang werden kann. Es besteht die Möglichkeit, dass der Rücken schmerzt, die Beine unruhig werden und man Lust bekommt, sofort aufzuspringen und davonzulaufen.

Das ist ganz normal. Denn wer die ganze Zeit auf Hochtouren läuft, dem fällt das Stillsitzen naturgemäß schwer. Es wird eine Weile dauern, bis es leichter wird. Aber mit ein wenig Geduld und Spucke werden Sie Ihre fünf Minuten am Ende gar nicht mehr missen wollen.

37

„WER STÄNDIG GLÜCKLICH SEIN MÖCHTE, MUSS SICH OFT VERÄNDERN."

– *KONFUZIUS* –

Meditativer Spaziergang

Gehmeditation ist eine sehr zugängliche Form der Meditation. Man ist dabei in Bewegung und bleibt offen für Eindrücke von außen. Es geht bei der hier vorgeschlagenen Meditationsform schlicht um die verlangsamte, achtsame Form der Fortbewegung.

Sehr wirkungsvoll und besonders schön ist es, sich in der Natur zu bewegen. Ob in den Bergen, im Stadtpark oder am Strand: Wenn wir gemächlich und achtsam unterwegs sind, vielleicht sogar immer wieder mal stehen bleiben, die Augen schließen und lauschen, können wir die Schönheiten der Natur viel bewusster auf uns wirken lassen.

Nehmen Sie Ihre Umgebung mit allen Sinnen wahr. Der Wald riecht nach Wald, aber was genau macht diesen Geruch aus? Welche Geräusche hören Sie? Wie fühlt sich die Luft an der Haut an? Treten Sie in einen intensiven Dialog mit Ihrer Umgebung, die Sie vielleicht schon zu lange nicht mehr beachtet haben.

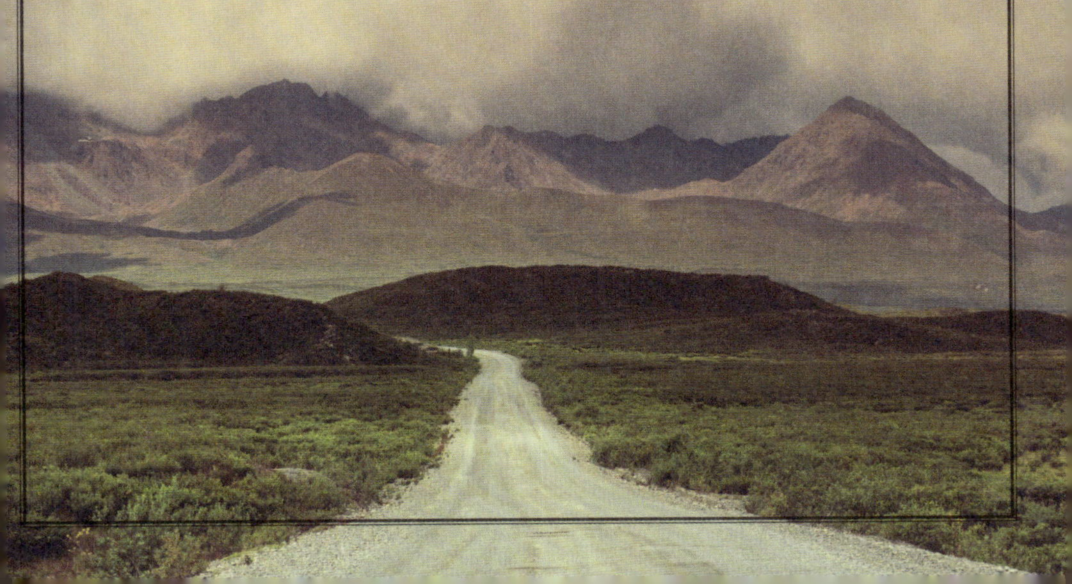

UNABHÄNGIG GLÜCKLICH

Die vielleicht wichtigste Erkenntnis von Menschen, die Achtsamkeit praktizieren, ist, dass das Empfinden von Glück und Lebensfreude unabhängig von äußeren Bedingungen ist. Ist das nicht der beste Ansporn, es auch damit zu versuchen?

Wer nämlich Zugang zu seinen inneren Ressourcen hat, anstatt sein Wohlbefinden vom Gelingen seiner Handlungen oder gar von Besitz abhängig zu machen, der verfügt über einen großen Reichtum. Auf diesen Reichtum kann man insbesondere in schwierigen Lebensphasen zurückgreifen.

So können sich unsere Lebenslage, unsere Beziehungen, unsere Einkommensverhältnisse ändern, aber nichts hindert uns daran, weiter mit klarem, stabilem Geist das wahrzunehmen, was ist und es so zu nehmen, wie es ist. Das ist das schönste Geschenk, das uns das Leben machen kann.

Achtsamkeit im Alltäglichen

Selbst ganz profane Dinge wie putzen können Sie für sich schön und achtsam gestalten. Verbinden Sie doch mal das Reinigen von Küche oder Bad mit der Herstellung eines selbst gemachten Scheuermittels. Das selber Anrühren macht Spaß und dadurch selbst das Putzen gleich auch ein bisschen. Und es ist ja auch nicht irgendein Putzmittel, sondern wunderbar duftige **Vanille-Mohn-Scheuermilch** – und zwar ganz ohne Chemie. Viel Freude beim nächsten Hausputz!

Zutaten

» 45 g Naturjoghurt
» 1 Röhrchen Buttervanille-aroma
» 25 g Zucker
» 10 g Mohn
» etwas Milch
» Schraubglas oder Flasche mit großem Ausguss

Anleitung

Naturjoghurt, Aroma, Zucker und Mohn verrühren.

Die Konsistenz mit etwas Milch verdünnen.

In das Schraubglas oder die Flasche abfüllen. Wer möchte, klebt noch ein schönes Etikett auf die Flasche oder das Glas.

Anwendung

Etwas Scheuermilch auf die zu reinigende Fläche aufbringen. Mit einem feuchten Schwamm kreisförmig einreiben. Überflüssige Scheuermilch abnehmen, die Fläche abschließend gut mit Wasser nachreinigen und trocken reiben.

Achtung!

Vorsicht bei Cerankochfeldern, hier lieber den Mohn weglassen oder vorab an einer kleinen Stelle testen.

INFO

Die Scheuermilch ist nicht allzu lange haltbar. Sie sollte im Kühlschrank getrennt von anderen Lebensmitteln und deutlich gekennzeichnet aufbewahrt und zügig verbraucht werden.

41

ENTSPANNTE FÜSSE, gesunder Schlaf

Aus der indischen Heilkunst kommt folgender Trick für wohlige Entspannung und tiefen Schlaf: 2 Esslöffel Sesamöl leicht in einem Wasserbad erwärmen und die Füße mit dem lauwarmen Öl sanft massieren. Dann dicke Wollsocken überziehen und ins Bett gehen. Der tiefe und feste Schlaf lässt Sie am nächsten Morgen wunderbar erholt erwachen.

42

KRÄUTER MACHEN GLÜCKLICH

Kräuter geben Ihren Gerichten – und Ihrem Leben – Würze! Versuchen Sie doch immer mal wieder, sie ganz bewusst in Ihrem Essen herauszuschmecken. Küchenkräuter wie Petersilie, Basilikum, Minze und Co. sind aber nicht nur lecker, sondern bieten auch achtsame, meditative Momente bei der Pflege. Gießen, trockene Blättchen zupfen, ernten, den Duft genießen – einfach wunderbar! Am meisten Spaß macht es, nicht mit einer Pflanze, sondern mit einem Samenkorn zu beginnen und so das ganze Wunder eines Pflanzenlebens von Anfang an zu verfolgen.

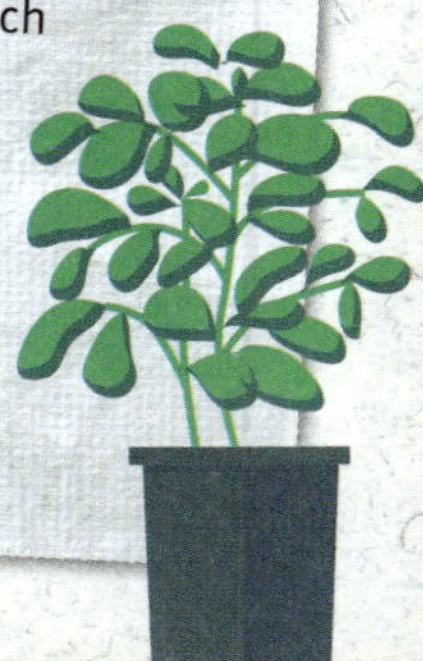

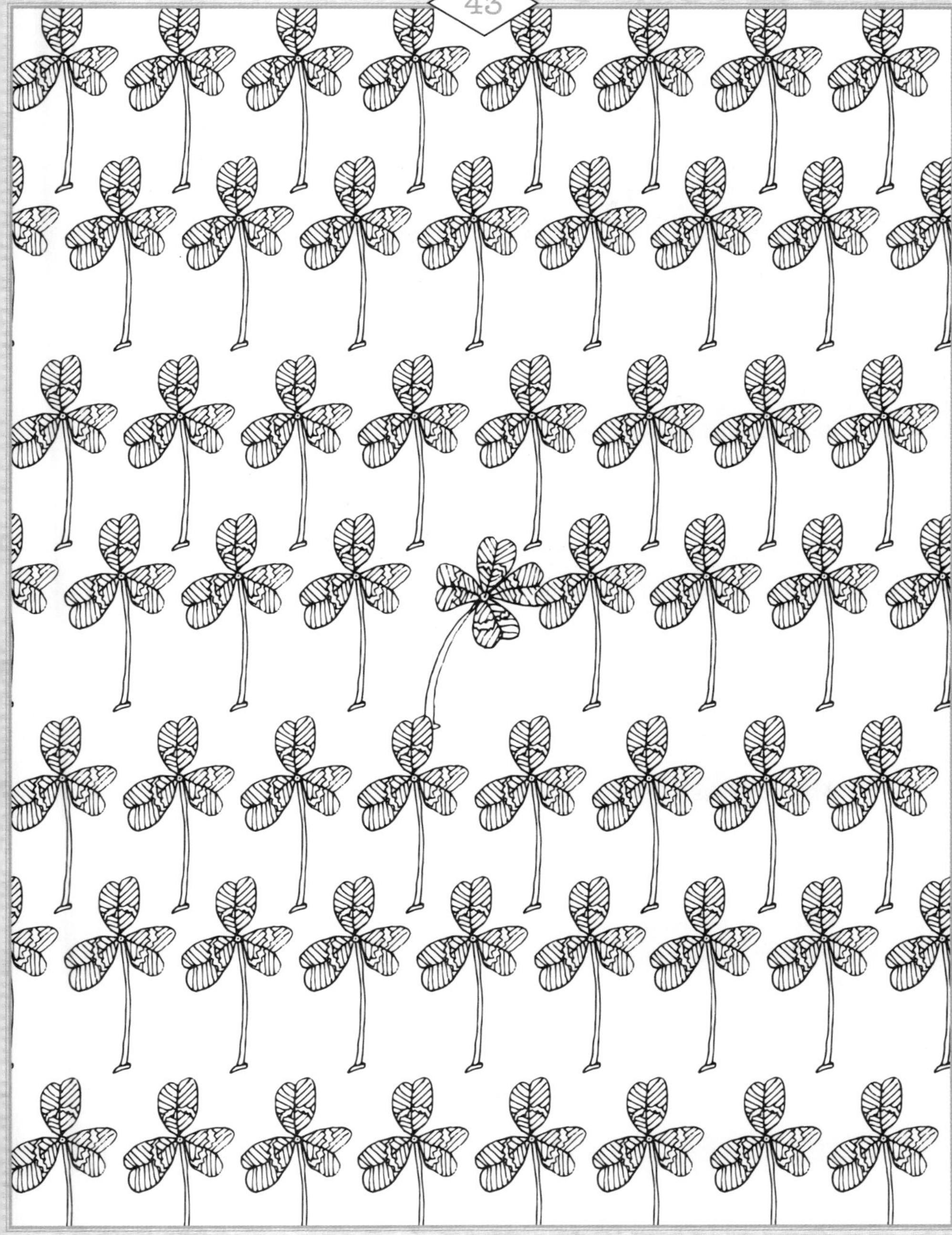

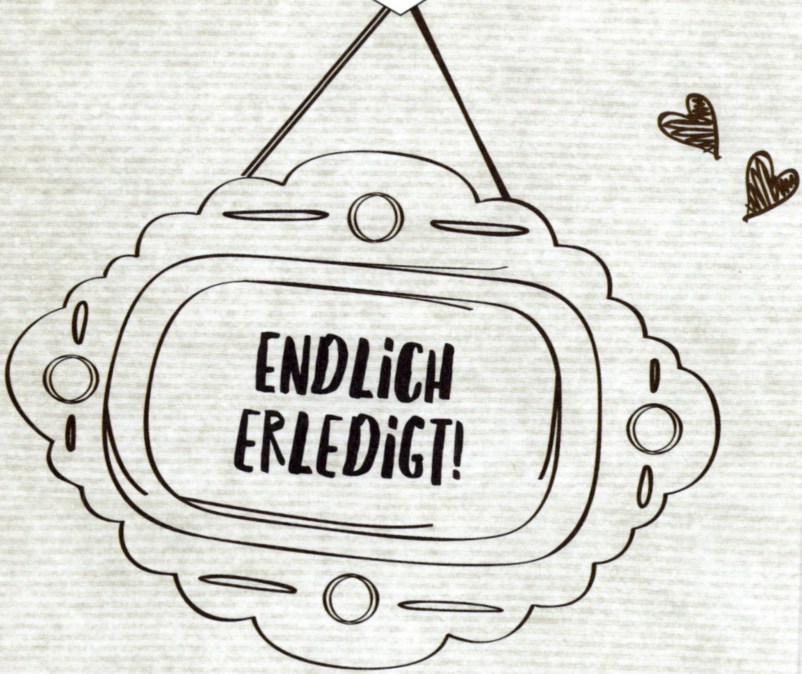

Kennen Sie das Gefühl, eine unangenehme Aufgabe, die Steuererklärung, ein klärendes Gespräch oder auch nur eine Aufräumaktion zu lange vor sich herzuschieben, bis die Angelegenheit immer größer und unüberschaubar zu werden scheint? Die Wissenschaft hat inzwischen sogar ein Wort dafür gefunden: Prokrastination.

Es liegt wohl in der Natur der meisten Menschen, erst nach ein paar Ausflüchten zu suchen, bis es dringend wird und keinen Ausweg mehr gibt. Oder bis sich der richtige Moment ergibt. Die Erfahrung zeigt, dass die Sache sich als halb so schlimm erweist, wenn man sich erst einmal daran begibt.

Umso mehr sollten Sie das kostbare Gefühl genießen, wenn die Sache erledigt ist! Es wäre schade, in Gedanken schon gleich zur nächsten Aufgabe überzugehen. Feiern Sie sich ein bisschen für den Mut und die Disziplin, die Sie aufgebracht haben, genießen Sie die säuberlichen Ordner im Büro, die blinkende Küche, die reine Luft nach dem Streit. Geschafft!

Wie eine Mimose

Kennen Sie Mimosen? Das sind zarte, sehr empfindsame Grünpflanzen, deren Blätter sich bei Berührung sofort schützend einrollen. Nun sollten Sie sich natürlich nicht beim kleinsten Vorkommnis einigeln. Aber die Yogaübung „eingerolltes Blatt“ hilft Ihnen dabei, sich ab und zu in sich selbst zurückzuziehen und richtig abzuschalten. Die Welt bleibt draußen. Die Übung dient auch dazu, die Muskulatur am Nacken sowie zwischen den Schulterblättern zu dehnen.

So geht die Übung:

1. Knien Sie auf einer weichen Unterlage, z. B. einer Yogamatte, nieder und setzen Sie sich auf Ihre Fersen. Den Oberkörper neigen Sie sachte etwas vor.
2. Neigen Sie nun den Oberkörper weiter vor und nach unten und legen ihn schließlich auf den Oberschenkeln ab. Ihre Stirn berührt die Yogamatte. Die Arme nach hinten führen und neben dem Körper ablegen, dabei die Handflächen nach oben drehen.
3. Verweilen Sie in dieser Position und nehmen Sie mindestens zehn tiefe Atemzüge. Lassen Sie sich nicht hetzen und beenden Sie die Übung nur dann vorzeitig, falls Sie Schmerzen in den Knien verspüren.
4. Nun richten Sie sich langsam und ruhig wieder zum Fersensitz auf. Stellen Sie sich vor, Sie seien eine Mimose oder ein eingerolltes Farnblatt, das sich nun wieder zu voller Schönheit entfaltet.

Tipp:

Einsteiger können diese Übung auch im Sitzen machen. Setzen Sie sich entspannt auf die Matte, ziehen Sie die Knie etwas an und umfassen Sie sie. Beugen Sie sich nach vorn, bis Ihre Stirn auf Ihren Knien liegt und lassen Sie sich locker nach vorn hängen. Spüren Sie, wie sich Ihre Schulterblätter entspannen? Verbleiben Sie für mindestens zehn tiefe Atemzüge in dieser Position.

AKZEPTANZ

Die Dinge so nehmen wie sie sind. Das sagt sich leicht. Ein hehres Ziel, dass sich im Alltag nicht immer leicht durchhalten lässt. Es ärgert uns doch so einiges, an uns und auch an anderen. An den Menschen, mit denen wir uns im Straßenverkehr, im Beruf, beim Elternabend auseinander setzen müssen. Aber auch an Freunden, die sich nicht so verhalten, wie wir das von ihnen erwarten und für richtig halten.

Akzeptieren heißt nicht gutheißen. Es bedeutet aber, Dinge, die man nicht ändern kann, hinzunehmen und sich nicht daran abzuarbeiten. Es bedeutet, anderen ihre guten Gründe einzuräumen, die uns womöglich für immer verschlossen bleiben. Die Wahrheit stellt sich für jeden etwas anders dar und die eigene ist nicht die einzig gültige.

HIMBEER-BADEKUGELN

Ein warmes Bad mit angenehmem Duft ist Entspannung und Achtsamkeitsübung in einem – besonders, wenn Sie vorher den Badezusatz noch selbst herstellen. Spüren Sie beim Baden der Wärme an jedem einzelnen Körperteil nach, riechen Sie den Himbeerduft und genießen Sie die ruhigen Minuten.

Zutaten

» 100 g Natron
» 50 g Zitronensäure
» 25 g Maisstärke
» 30 g Kokosfett
» 5 g Traubenkernöl
» 10 g Parfumöl Himbeere
» etwas Lebensmittelfarbe in Rot
» Form, z. B. Eiskugelform, oder Badebombenzange

Anleitung

1. Utensilien und Formen bereitstellen.
2. Natron, Zitronensäure und Maisstärke abwiegen und in eine Schüssel geben. Gut vermengen.
3. Das Kokosfett langsam zum Schmelzen bringen. Vom Herd nehmen und das Traubenkernöl dazugeben, danach Natron, Zitronensäure und Maisstärke hinzufügen. Himbeer-Parfümöl und abschließend die Farbe hinzugeben.
4. Alles nun gut verkneten. Die Konsistenz soll nassem bzw. feuchtem Sand ähneln.
5. Die Masse nun fest in die Form pressen oder mit der Badebombenzange formen.
6. Falls eine Form benutzt wurde, diese nun kurz kalt stellen.
7. Aus dem Kühlschrank nehmen und vorsichtig auslösen.
8. Die Badekugeln danach erneut kalt stellen, damit die Masse aushärten kann.

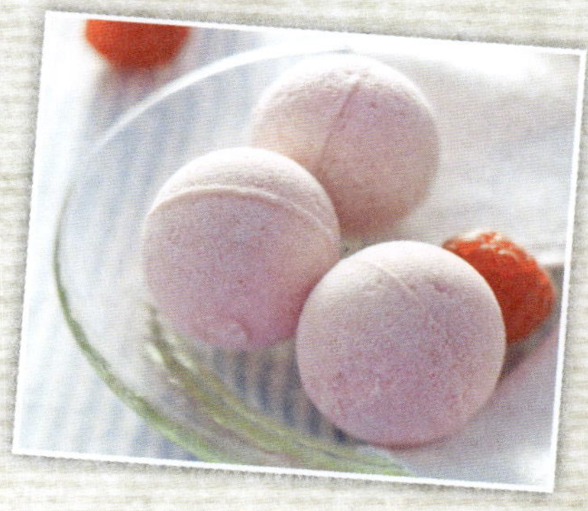

48

Weil ich es mir wert bin

Viele kennen das Gefühl: Ich kann nicht still sitzen, muss tätig sein, immer was in der Planung haben. Am wohlsten fühle ich mich, wenn ich meinen Pflichten nachkomme, für einen reibungslosen Ablauf meines Lebens sorge. Am zufriedensten bin ich, wenn ich anderen etwas Gutes tue. Um mich geht es eigentlich eher selten.

Wenn Ihnen das bekannt vorkommt, dann lassen Sie sich sagen: Sich selbst Gutes zu tun, kann man lernen und trainieren: Man kann lernen, sich ohne Reue Pausen zu gönnen, etwas Besonderes zu essen (auch ohne Gesellschaft), sich etwas ungewöhnlich Teures zu leisten. Seien Sie sich ruhig etwas wert.

49

BLUMIGE AUSZEIT

Gelb macht glücklich! Es ist wissenschaftlich erwiesen, dass die Farbe Gelb positiv auf die Stimmung wirkt. Nehmen Sie sich daher im Frühling und Sommer doch öfter mal Zeit für einen Spaziergang in die Natur – auch ausreichend Sauerstoff ist wichtig fürs Wohlbefinden. Seien Sie mal wieder Kind, gehen Sie vielleicht sogar barfuß über die Wiese, pflücken Sie Löwenzahn und genießen Sie einfach nur den Moment. Die gefüllte Vase zu Hause oder auch im Büro erinnert Sie später an die schöne kleine Auszeit und bringt Farbe in Ihren Alltag.

Neulich in der Küche

„Achtsamkeit beim Schnippeln üben?!“ Ok, ich versuch’s mal mit den Möhren. Und dem schönen japanischen Keramikmesser.

Ich fühle die Möhren unter meinen Fingern, das Messer ist schön scharf. Nett, dass Fritz es mir mitgebracht hat, einfach so. Er gibt ja oft sinnlos Geld aus, aber das hier ... Ach so, Moment. Ich wollte ja meine Gedanken auf die Möhren ...

Neulich kam er ja mal mit einer zweiten Bohrmaschine hier an, nur weil es die billig gab. Das war weniger toll. Wobei ich eigentlich nur Möhren schneiden soll.

„Sollen“ soll ich ja auch nicht. Also: Ich schneide jetzt einfach mal Möhren und atme dabei. Ein und aus.

Die Bohrmaschine könnte vielleicht die Flüchtlingsfamilie in der Nachbarschaft gebrauchen. Ich kann ja mal fragen. So kommt man dann auch mal in Kontakt. Man sieht sie so selten.

Stopp. Ich wollte ja schneiden. Wann sind die nochmal hier eingezogen? Das ist auch schon ein paar Monate her. Schneiden, schneiden! So, jetzt bin ich fertig. War das nun achtsam?

Egal, morgen wieder!

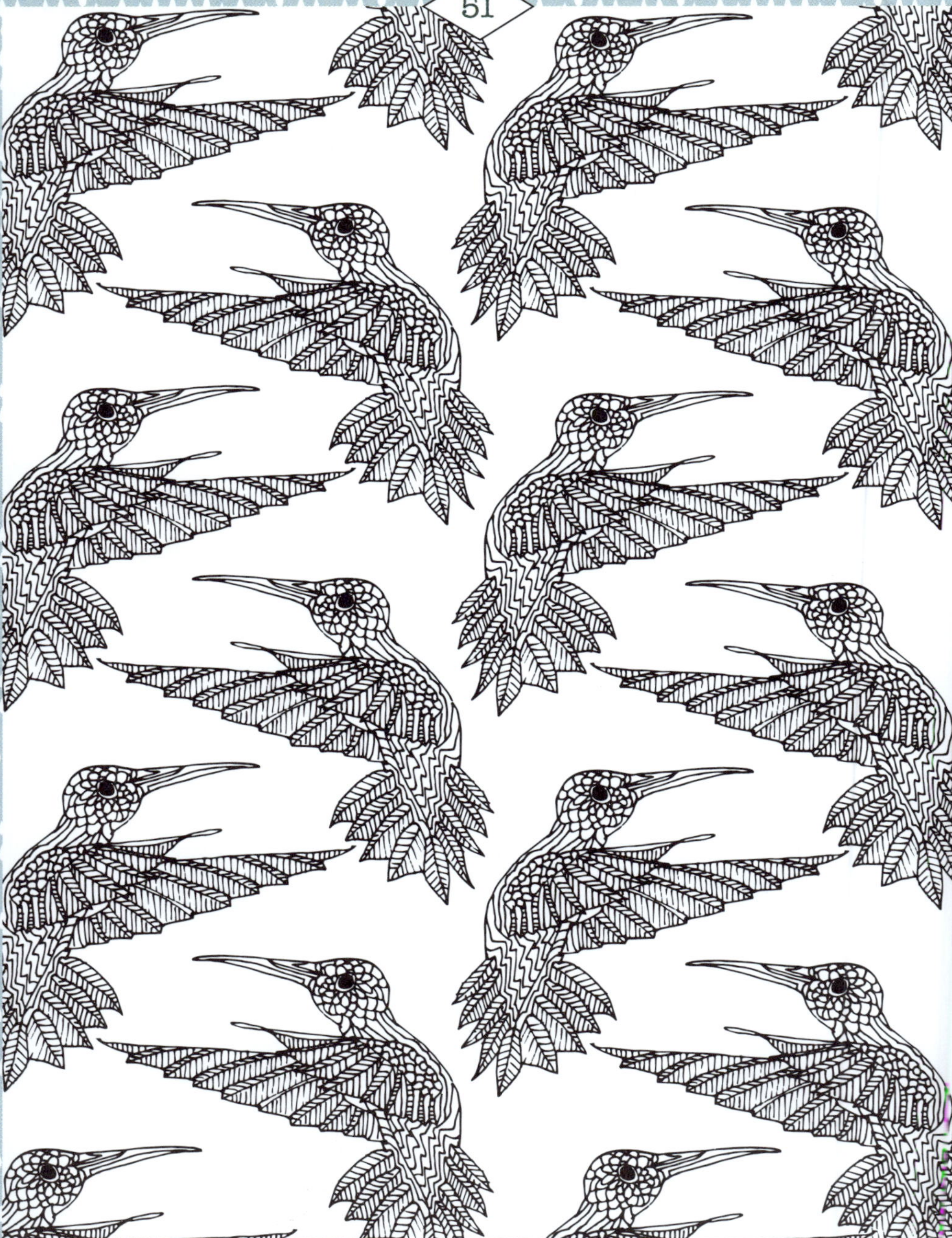

52

Kleine PAUSEN

Vielleicht ist es eine Blume am Wegesrand. Oder ein besonders schönes Foto, das wir unter alten Briefen finden. Es kann auch ein extravagantes Kleidungsstück in der Auslage sein, das uns zum Träumen bringt.

Diese kleinen Momente sind die Pausen, nach denen wir uns sehnen, das Aufatmen. Wir müssen nur innehalten und richtig hinschauen. So lange schauen, bis das Bild uns wirklich erreicht hat. Diese kleinen Pausen sind es, die uns manchmal ins Leben zurückbringen, wenn wir sonst im Strom der Hektik mitgerissen würden.

53

„Glück ist nicht in einem ewig lachenden Himmel zu suchen, sondern in ganz feinen Kleinigkeiten, aus denen wir unser Leben zurechtzimmern."

— CARMEN SYLVA —
(1843–1916)

Die Rosinenübung

Mit dieser Übung kann man sich anschaulich vor Augen führen, wie Achtsamkeit wirkt und funktioniert. Nehmen Sie dazu eine Rosine in die Hand. Schauen Sie sie an, wie sieht sie aus? Welche Farbe hat sie?

Nun nehmen Sie sie in die Finger und drücken sie leicht. Wie fühlt sie sich an? Dann führen Sie sie an Ihre Nase. Was riechen Sie? Vielleicht süß, vielleicht herb?

Jetzt führen Sie die Rosine ans Ohr und reiben sie etwas zwischen Zeigefinger und Daumen. Was hören Sie, wie hört es sich für Sie an?

Nun führen Sie die Rosine langsam zu Ihrem Mund. Wie fühlt sie sich an Ihren Lippen an? Dann stecken Sie die Rosine in Ihren Mund. Wo liegt die Rosine, wie schmeckt dieser erste volle Kontakt zu ihr? Achten Sie auch auf Ihren Atem. Dann fangen Sie an die Rosine zu kauen, langsam, so oft Sie können. Wie schmeckt sie? Wenn dieser Prozess zum Ende kommt, wird Schlucken ausgelöst und Sie dürfen dem im Vertrauen nachgeben. Der Rest wird auf wunderbare Weise von Ihrem Körper übernommen.

ROSINEN-ENERGIE-BÄLLCHEN

Fortgeschrittene achtsame Schmecker machen die Rosinenübung mit den folgenden kleinen „Energiebündeln". Bitte nicht zwischen den Fingern reiben, aber dafür beim ganzen Zubereitungsprozess alle Sinne öffnen. Welches Geräusch machen die Rosinenstückchen beim Braten, wie verändert sich die Masse beim Kochen, wie fühlt es sich an, die Rosinen zu zerdrücken, wie riecht es in der Küche? Und natürlich: Wie schmeckt das Ganze später? Wer keine Rosinen mag, kann in beiden Fällen auch getrocknete Aprikosen oder Kirschen verwenden.

Zutaten:

400 g saftige Rosinen
25 g Kokosfett
125 g geriebene Haselnusskerne

1. Rosinen im Mixer zerkleinern.
2. Kokosfett in einer Pfanne erhitzen, Rosinen hineingeben und so lange rühren, bis sie weich werden und eine homogene Masse bilden. Etwaige ganze Rosinen mit einem Kochlöffel zerdrücken.
3. Haselnüsse zugeben und gut mit den Rosinen verrühren. Einige Minuten erhitzen und rösten, dann auf ein Stück Backpapier geben. Lauwarm abkühlen lassen.
4. Portionsweise kleine Bällchen daraus formen und auf Backpapier vollständig abkühlen lassen.

56

Warten

Eigentlich verbringen wir einen Großteil unseres Lebens mit Warten. Wir warten darauf, dass der Bus um die Ecke biegt, dass wir beim Arzt aufgerufen werden, dass das Wasser kocht und der Tee gezogen ist. Dass das Baby einschläft, dass die Magenschmerzen nachlassen, dass ein guter Freund eintrifft, dass der Kellner die Getränke bringt und nachher die Rechnung.

Aber wie selten warten wir einfach nur? Während das Wasser kocht, spülen wir schnell noch was ab. Statt dem Tee beim Ziehen zuzuschauen, laufen wir weg und ärgern uns nachher, dass er zu bitter geworden ist. Oder daddeln an der Bushaltestelle am Smartphone und beantworten sogar E-Mails, statt einfach nur die Leute oder einen schönen Baum zu betrachten.

All die Zeit ist Lebenszeit. Während wir warten, leben wir, atmen wir, sind uns unseres Daseins bewusst. Wartezeit als geschenkte Zeit zu betrachten, das wäre eine gute Sache.

57

„Tu was du willst – aber nicht, weil du musst."

— *BUDDHA* —

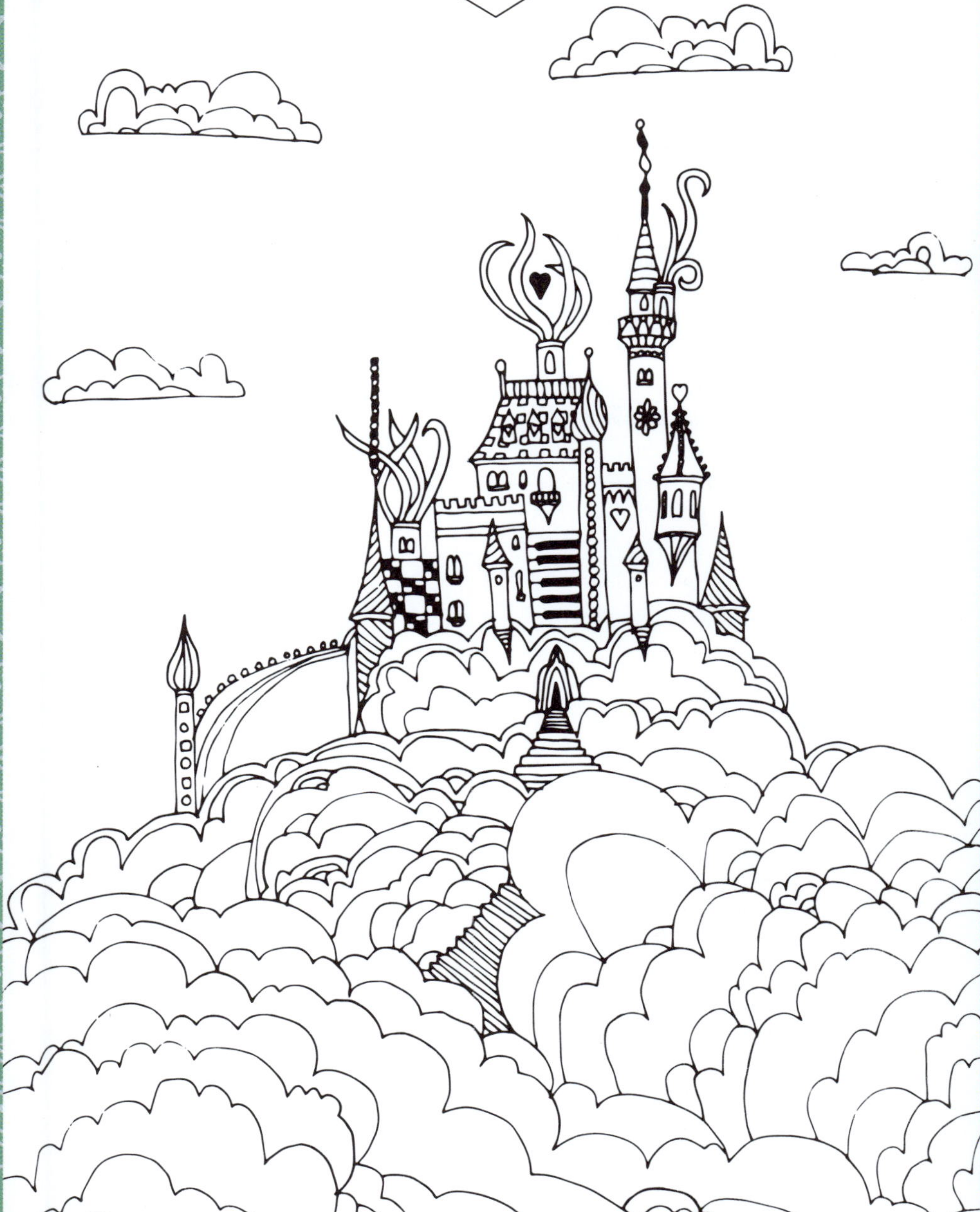

GEFÜHLEN RAUM GEBEN

Sie können sich mit einer sehr einfachen Übung der Achtsamkeit nähern. Sie dauert nicht lange und wird darum auch die Drei-Minuten-Übung genannt. Es kann hilfreich sein, dafür die immer gleiche Zeit und den gleichen Ort zu wählen, um sich daran zu gewöhnen:

Zunächst halten Sie einfach nur inne. Nehmen eine aufrechte Haltung ein und schließen die Augen. Spüren Sie in Ihren Körper, wie fühlt er sich an?

Nun sammeln Sie sich, d.h. Sie denken Ihre Aufmerksamkeit zu Ihrem Atem. Beobachten Sie das Ein- und Ausatmen, nehmen Sie auch die Pausen dazwischen wahr.

Weiten Sie nun Ihre Wahrnehmung aus, immer vom Atem ausgehend. Nehmen Sie Ihren Körper als Ganzes wahr, aber auch alle Gefühle, die möglicherweise in Ihnen aufsteigen. Geben Sie diesen Gefühlen den Raum, die sie beanspruchen.

Selbstfürsorge

Bei der Sorge um andere und der Bewältigung des Alltags mit seinen kleinen Freuden und Tücken bleibt oft eines auf der Strecke: die Sorge um sich selbst. Was genau steckt eigentlich hinter diesem Begriff?

» **Körperliche Bedürfnisse:** Sie sind essentiell und doch vernachlässigen wir sie oft. Das beginnt bei ausreichendem Schaf und gesunder Ernährung. Oft schaden wir uns wider besseren Wissens mit schlechter Nahrung oder Genussmitteln, die im Übermaß giftig sind. Versuchen Sie, sich regelmäßig nach Ihrem körperlichen Befinden zu befragen und hören Sie dann auch auf den Rat Ihres Körpers.

» **Soziales:** Vielleicht stecken wir zu oft zurück, in der Hoffnung, dass wir selbst zufriedener werden, wenn es nur die anderen sind. Schlucken Ärger hinunter, ohne freundlich zu sagen, was uns nicht passt. Auch für die positiven Seiten ist manchmal zu wenig Raum. Wann haben Sie einer Freundin zuletzt gesagt, wie gerne Sie sie mögen? Die Freude, die das auslöst, kommt immer auch zu uns zurück.

» **Kreative Betätigung:** Wir leben unser Leben erst in Gänze, wenn wir über uns hinauswachsen. Wenn wir Freude an etwas entwickeln und dieser Beschäftigung mit Begeisterung nachgehen. Geben Sie Ihrem Geist Beschäftigung und fordern Sie ihn. Auch das ist Achtsamkeit.

Herz Stück für Stück

Bei der Technik des Quillens müssen Sie sich ganz schön konzentrieren und etwas Fingerspitzengefühl entwickeln, aber ansonsten geht's ganz einfach: Farbe aussuchen, Streifen einfädeln, aufrollen, zukleben, Röllchen aufkleben – Stück für Stück entsteht ein kleines Kunstwerk. Ein tolles Geschenk oder eine hübsche Deko für zu Hause, die Sie daran erinnert, dass man auch mal mit dem Herzen sehen und glücklich sein darf, auch wenn das Gehirn vielleicht „aber …" und „vorher musst du noch …" ruft.

Größe: 11 × 11 cm

Material

» ca. 90 Quillingstreifen in vier verschiedenen Rot-Rosa-Tönen, 0,5 cm breit, je 45 cm lang

» Fotokarton in passender Wunschfarbe, Bilderrahmengröße

» tiefer Bilderrahmen, hier in Weiß, 23 × 23 cm, Passepartout 13 × 13 cm

Außerdem

» Quillingstift

» Quilling-Kreisschablone mit Kreisen mit ø 10 mm, ø 20 mm und ø 25 mm

» Schere oder Cutter und Schneideunterlage

» Papierkleber, wasserlöslich, transparent trocknend

» ggf. Pinzette

1. Den farbigen Fotokarton auf die Bilderrahmen-Innengröße zuschneiden und das Passepartout auf den Fotokarton legen. So ergibt sich das Gestaltungsfeld.
2. Für die kleinen Kreise mithilfe des Quillingstifts die Papierstreifen fest zusammendrehen und den gequillten Kreis in die 10-mm-Kreisschablone legen. Das Streifenende festkleben. Trocknen lassen.
3. Um größere Kreise zu gestalten, nun einen weiteren Papierstreifen an das Ende des kleinen Kreises kleben und den Streifen fest um den Kern wickeln. Das Ende wieder festkleben. Durch dieses Aneinanderwickeln können unterschiedlich

TIPP

Das Bild wirkt besonders schön in einem tiefen, weißen Rahmen mit passendem Passepartout. Natürlich können Sie auch einen Wunschrahmen, ggf. ohne Glas, auswählen oder das Herz z. B. auf einem (bemalten) Keilrahmen platzieren.

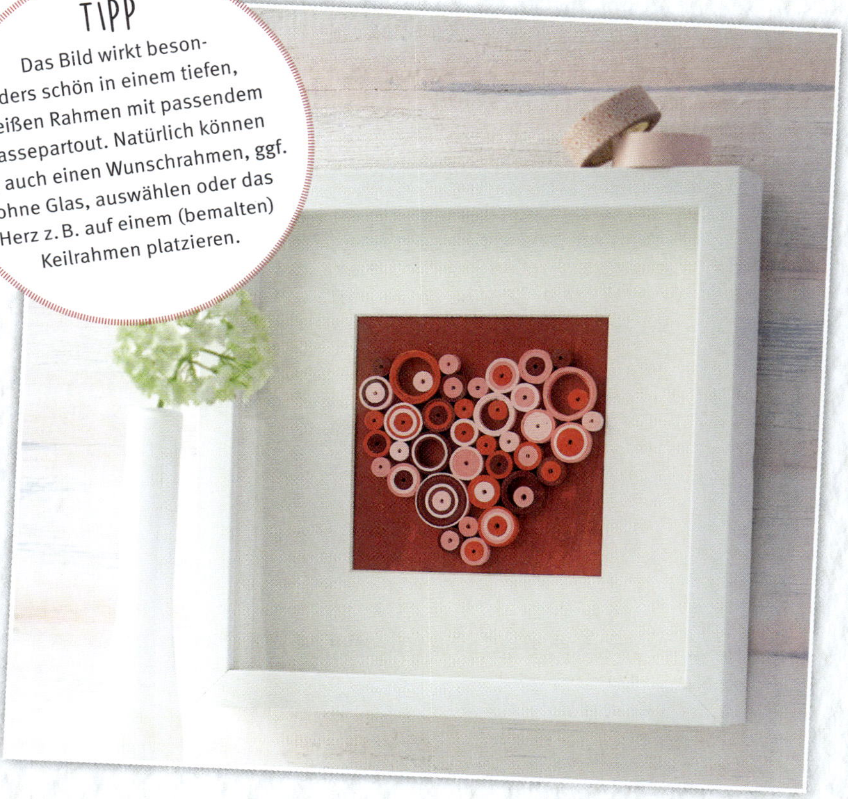

farbige Kreise in unterschiedlichen Durchmessern gestaltet werden.

4. Für die Kontur-Kreise je nach Konturlinien-Stärke zwei oder drei Papierstreifen aneinanderkleben. Beim Kleben darauf achten, dass sich die Papierstreifen nicht zu stark überlappen. Die Papierstreifen wieder fest mithilfe des Quillingstifts zusammendrehen und entweder in der 20-mm- oder 25-mm-Kreisschablone aufspringen lassen. Das Ende festkleben. In der Schablone trocknen lassen.

5. Die fertigen Quillingkreise in Herzform auf dem Fotokarton wie gewünscht anordnen, dann Stück für Stück festkleben. Für passgenaues Kleben eine Pinzette benutzen.

62

NICHT SO *wichtig!*

Leider vergeuden wir größere Teile unseres Lebens damit, unsere Gedanken um ein Problem kreisen zu lassen. Manchmal sogar nur um ein potentielles Problem, das vielleicht gar nicht eintreten wird. Die Stimmung ist dabei des Öfteren leicht getrübt, weil etwas im Tages-, Fünfjahres- oder Lebensplan gerade nicht so läuft, wie wir uns das vorstellen.

Bei Licht betrachtet, schränkt eigentlich fast immer irgendetwas das Befinden ein, weshalb es eigentlich sinnlos ist, auf den Tag zu warten, an dem sich alle Sorgen aufgelöst haben und alle Aufgaben erledigt sind. Da der ohnehin so schnell nicht eintreten wird, ist es doch viel schöner, öfter mal zu sagen: Nicht so wichtig! Und den Moment so zu nehmen, wie er gerade ist.

63

SINNESPAUSEN

Den ganzen Tag stürmen viele verschiedene Sinneseindrücke auf uns ein: bunte Werbeplakate, Verkehrslärm, Essensgerüche, der kratzende selbstgestrickte Schal von Omi und Millionen weitere. Genauer gesagt: 11 Millionen pro Sekunde, die von unseren Sinneszellen ans Gehirn weitergeleitet werden.

Gerade mal 40–60 davon schafft unser Bewusstsein allerdings zu verarbeiten. Um sich und Ihrem Sinnesbewusstsein eine entspannende Pause zu ermöglichen, können Sie einfach mal einen Sinn ausschalten. Wenn Sie irgendwo warten, wenn Sie mit dem Zug unterwegs sind oder einfach so zu Hause. Schließen Sie die Augen und lauschen Sie. Welche Geräusche nehmen Sie wahr? Hören Sie ganz bewusst hin. Ein oder zwei Minuten reichen schon. Oder verschließen Sie Ihre Ohren mit guten Ohrstöpseln und betrachten Sie Ihre Umgebung geräuschlos. Sicher fallen Ihnen viele Dinge auf, die Sie sonst nie gesehen hätten.

Brombeer-Macadamia-Smoothie mit Hanfsamen

Ein Smoothie ist eine spannende Sache. Aus mehreren Einzelzutaten – häufig nicht ganz unaufwendig in der Vorbereitung (waschen, schnippeln, einweichen, schälen, tieffrieren, ...) – wird ein erfrischendes, cremiges Getränk. Die einzelnen Aromen noch herauszuschmecken, ist fast unmöglich. Oder doch nicht?

Zutaten für 2 Gläser à ca. 375 ml:

50 g Macadamia-Nüsse
2 El Hanfsamen
250 g Brombeeren
1 Banane
2 Orangen

Die Macadamia-Nüsse in kaltem Wasser ca. 4 Stunden einweichen. Die Hanfsamen für die letzte Stunde hinzugeben. Die Brombeeren waschen, trocken tupfen und für mindestens 30 Minuten ins Tiefkühlfach legen.

Die Nüsse und Samen in ein Sieb abgießen, abspülen und mit 250 ml Wasser im Mixer zu Milch pürieren. Die Banane schälen, in Stücke teilen und zur Nussmilch geben. Die Orangen auspressen. Den Saft zusammen mit den gefrorenen Brombeeren hinzugeben. Alles glatt mixen. In Ruhe genießen!

In die Flanke

Bei dieser aus dem Yoga stammenden Atemübung wird abwechselnd mehr in den einen, dann mehr in den anderen Lungenflügel geatmet. Das tiefe und volle Wechselatmen entspannt und hat eine entgiftende Wirkung auf Ihre Organe.

---

1. Stellen Sie Ihre Füße etwas mehr als hüftbreit auseinander, dabei zeigen die Fußspitzen nach außen. Mittig auf dem linken Oberschenkel mit der linken Hand abstützen, den rechten Arm waagerecht nach rechts ausstrecken, wobei die Handfläche nach oben zeigt.
2. Nun beginnt die Flankenatmung. Atmen Sie langsam und tief durch die Nase ein und wieder aus. Während Sie ausatmen, neigen Sie den Oberkörper langsam nach links und führen den rechten Arm am Ohr vorbei nach oben über den Kopf.
3. Beim nächsten Einatmen kehren Sie langsam und ruhig in die Ausgangsposition (Schritt 1) zurück.
4. Nun atmen Sie in die linke Flanke. Spiegeln Sie dafür die Ausgangsposition und stützen Sie sich nun mit der rechten Hand auf dem rechten Oberschenkel ab und strecken Sie den linken Arm nach links aus, Handfläche nach oben. Neigen Sie den Oberkörper beim Ausatmen nach rechts und führen Sie die linke Hand über den Kopf.
5. Wechseln Sie wieder zur anderen Seite und wiederholen Sie die Flankenatmung insgesamt drei Mal auf jeder Seite.

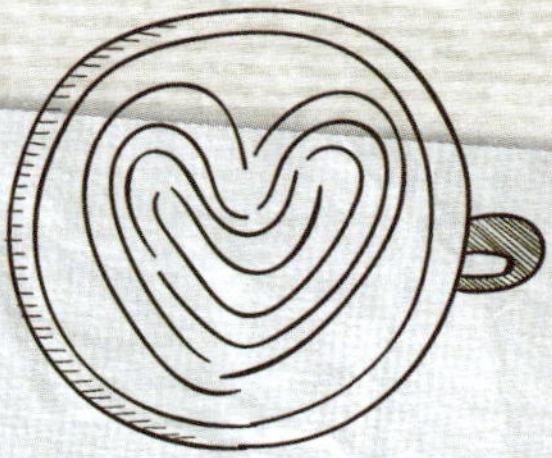

ACHTSAM bei der Arbeit

Gut miteinander umgehen, auf den anderen hören, Prioritäten setzen und die erforderlichen Dinge dann mit ganzem Herzen tun. Das ist doch sowieso das Ideal am Arbeitsplatz, denken Sie. Wozu braucht es dazu Achtsamkeit?!

Genau: Es handelt sich um ein Ideal. Leider bleibt es dabei beim Gedanken an das Ideal. In der Praxis ärgern wir uns stattdessen ziemlich oft. Da sind die ganzen Unachtsamkeiten der Kollegen. In der Kaffeeküche herrscht schlechte Laune und darüber hinaus Chaos, weil wieder keiner die Spülmaschine ausgeräumt hat. Im Kopierraum ist das Papier ausgegangen und keiner hat Nachschub geholt. Am Aufzug steht man mit hängenden Mundwinkeln und starrem Blick nebeneinander.

Achtsam bedeutet, das eigene Wohlbefinden nicht von äußeren Bedingungen und der Laune anderer abhängig zu machen. Wenn mir jemand ohne Lächeln begegnet, kriegt er eben eins von mir. Kopierpapier ist schnell geholt und die Kaffeetrinker spricht man freundlich, aber bestimmt auf die Spülmaschine an. Auch das ist Achtsamkeit.

Mein Fundament

Wer ein paar gute Menschen in seinem Leben weiß, der ist gut dran. Was gibt es besseres im Leben als Freunde, mit denen man durch dick und dünn gegangen ist, mit denen man Freud und Leid teilt und die ein offenes Ohr haben, wenn man Sorgen und Ärger loszuwerden hat? Denken Sie einmal ganz bewusst an diese Menschen, die Ihnen viel bedeuten. Machen Sie eine Liste der wirklich wichtigen Freunde, auf die Sie bauen und sich im Notfall stützen können. Und denen es umgekehrt mit Ihnen auch so geht. Auf die Zahl kommt es dabei nicht an.

1. ....

2. ....

3. ....

4. ....

5. ....

6. ....

7. ....

8. ....

9. ....

10. ....

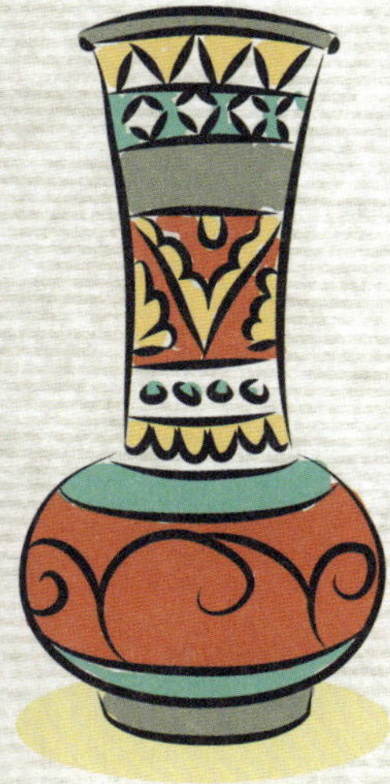

Zwei Vasen

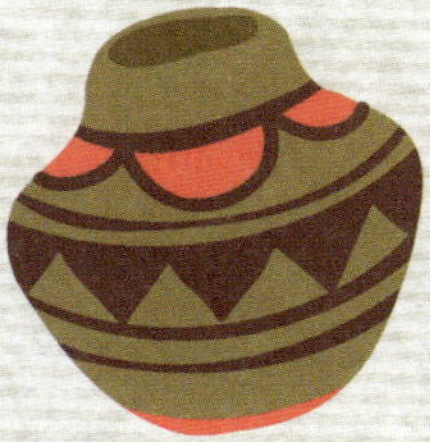

Eine Wasserträgerin hatte zwei Vasen, mit denen sie Wasser vom Brunnen zu ihrem Haus trug. Sie trug sie durch trockenes Land. Jeden Tag ging sie zum Brunnen, um neues Wasser zu holen.

Eine der Vasen hatte einen Sprung, der vom Rand bis fast zum Boden reichte. Bei der Ankunft am Haus war jedes Mal fast das ganze kostbare Wasser ausgelaufen und die Vase bis auf einen kleinen Rest leer.

Die gesprungene Vase nahm sich das zu Herzen und jammerte. Sie beklagte sich bei der Frau: „So eine schlechte, kaputte Vase bin ich! Alles Wasser läuft aus mir heraus. Eine große Hilfe kann ich Dir nicht sein. Ich bin zu nichts nütze!“

Die Frau aber sagte zu der Vase: „Sieh einmal genau hin. Am Rand des Weges, den ich jeden Tag mit Dir gehe, wachsen die schönsten Blumen. Ohne das Wasser, das aus Dir herausläuft, wären sie gar nicht da!“

Kranich falten

Einer alten japanischen Legende zufolge wird ein Kranich tausend Jahre alt. Und wer 1000 Papierkraniche faltet, der soll ein glückliches, langes, gesundes Leben haben. Die wohl berühmteste Kranich-Falterin der Neuzeit war ein zwölfjähriges Mädchen namens Sadako Sasaki, die als Folge der Atombombe von Hiroshima 1955 an Leukämie erkrankte. Weil sie fest an die Legende glaubte, faltete sie während ihres Krankenhausaufenthaltes viele hundert Kraniche. Manche behaupten, am Ende waren es 1.600 Stück. Gestorben ist sie dennoch. Aber ihre Geschichte wurde weltweit bekannt und bis heute gilt der Kranich als Symbol des Weltkinderfriedens. So trug der kleine Kranich zu einer großen und bedeutenden Sache bei und Sadako lebt in den Herzen vieler Menschen fort. Also – wann falten Sie Ihren ersten Glückskranich? Die hier gezeigte Variante können Sie sogar mit kleinen Süßigkeiten oder z. B. einem Briefchen füllen und an liebe Menschen verschenken.

Größe: 12 cm

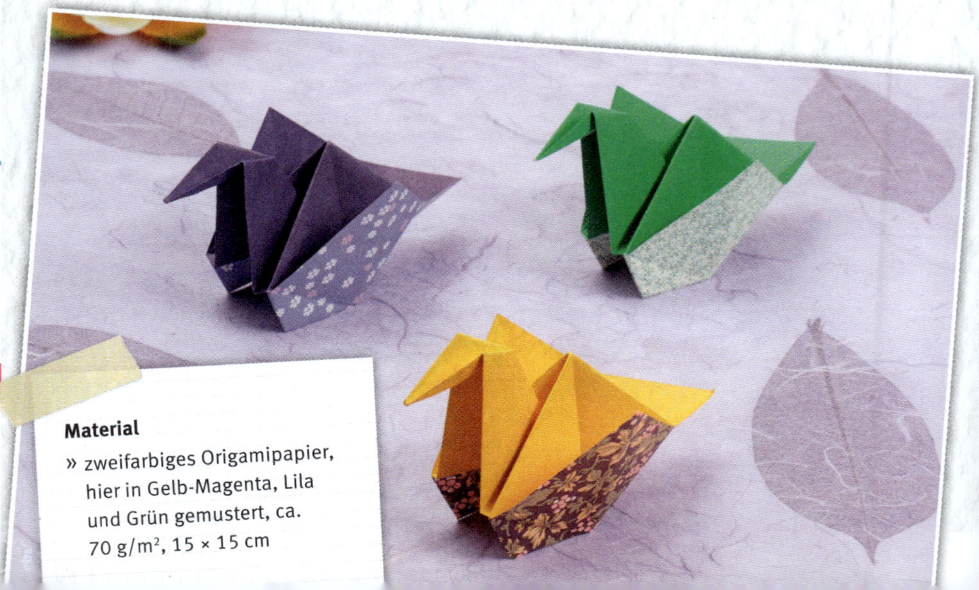

Material

» zweifarbiges Origamipapier, hier in Gelb-Magenta, Lila und Grün gemustert, ca. 70 g/m², 15 × 15 cm

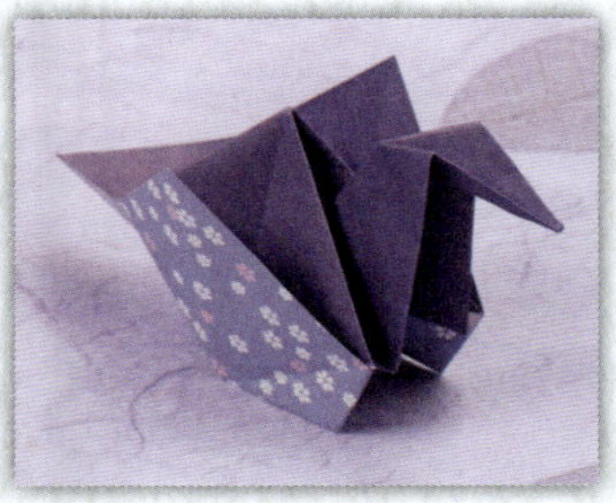

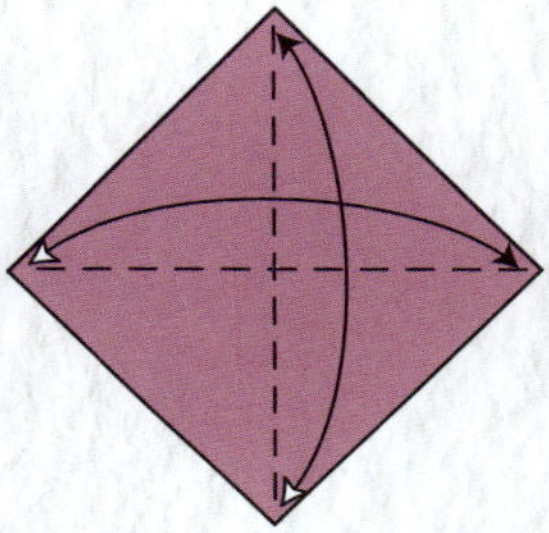

1. Die äußere Farbe des Kranichs zeigt nach unten. Die beiden Diagonalen falten und wieder öffnen.

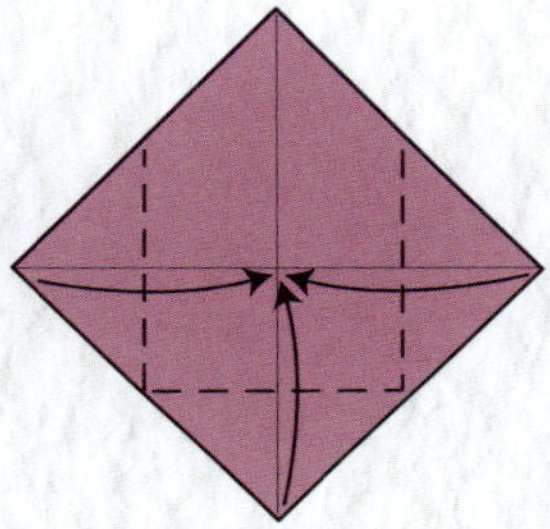

2. Drei Ecken zur Mitte falten.

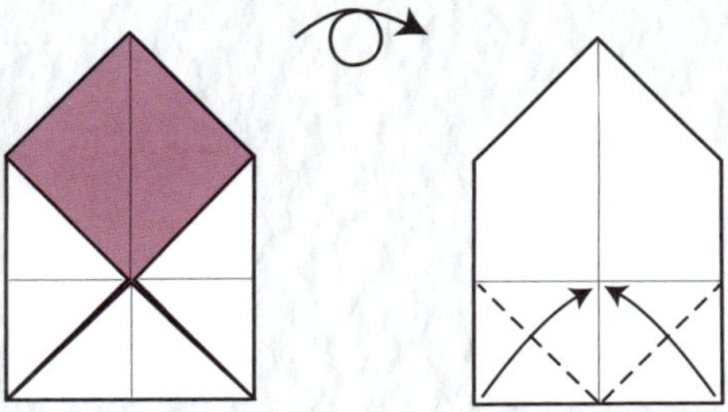

3. Modell wenden und die unteren Ecken erneut zur Mitte falten.

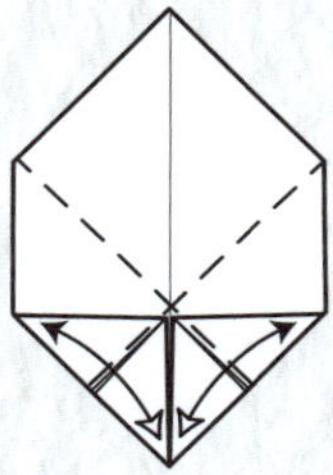

4. Die linke und rechte untere Kante jeweils zur Hälfte falten und wieder öffnen.

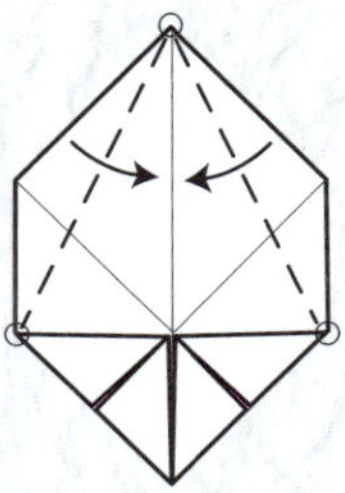

5. Die oberen Kanten entlang der Talfalten nach innen falten.

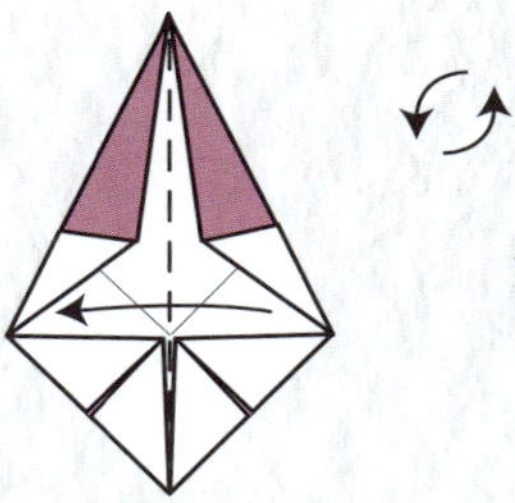

6. Modell längs zusammenklappen und um 90° Grad nach links drehen.

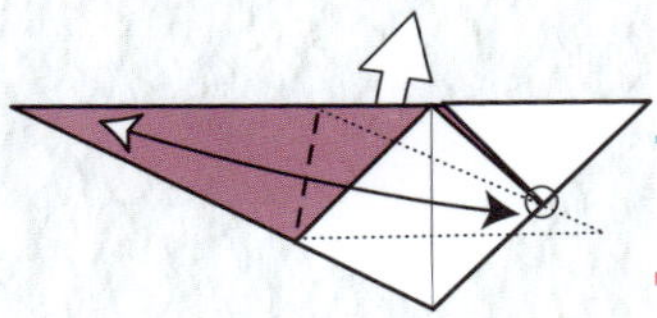

7. Die linke Spitze an den rechts markierten Punkt falten und wieder öffnen.

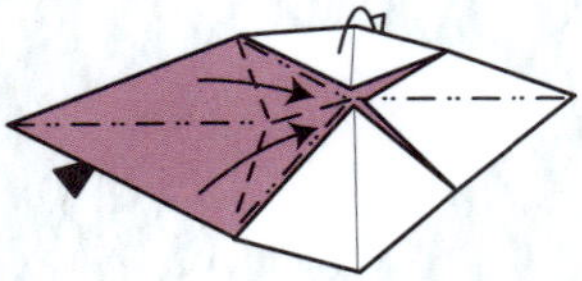

8. Die Faltlinien wie abgebildet ausformen, dabei die linke Seite aufrichten und das Modell seitlich zusammendrücken.

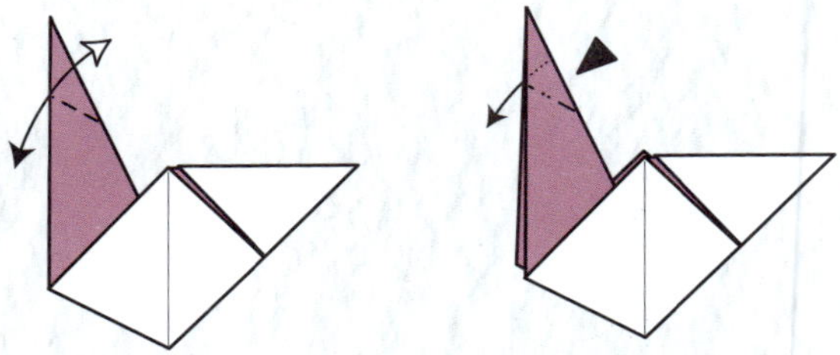

9. Den Kopf wie abgebildet nach vorne falten und wieder öffnen. Dann den Kopf mit einem Gegenknick nach innen falten.

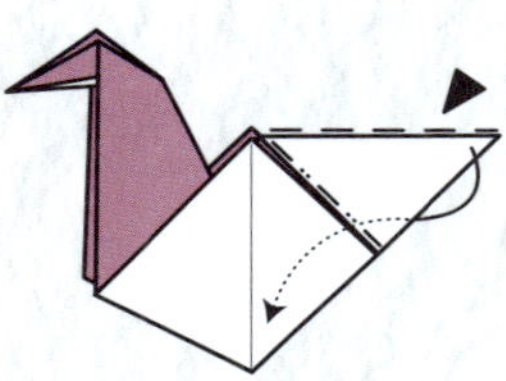

10. Den Rücken von oben in das Modell schieben.

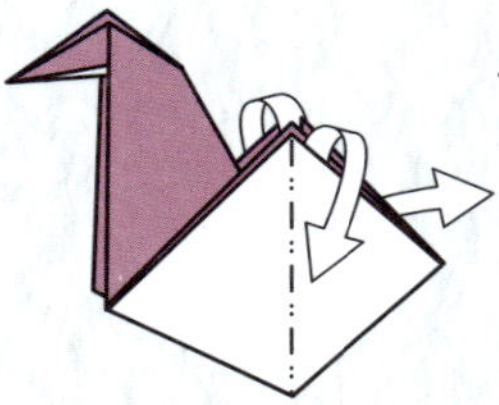

11. Die drei Fächer öffnen und das Modell wenden.

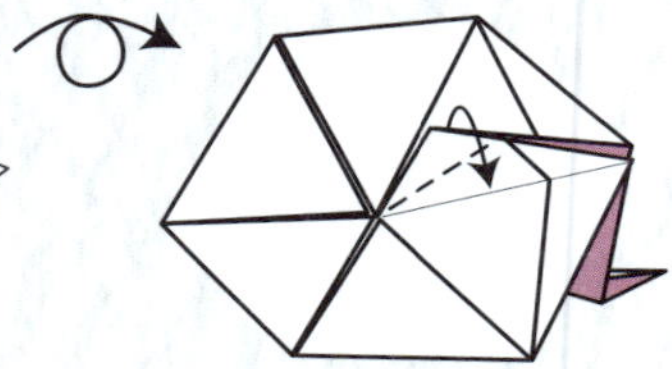

12. Das Modell auf der Unterseite wie abgebildet mit einer Talfalte verschließen.

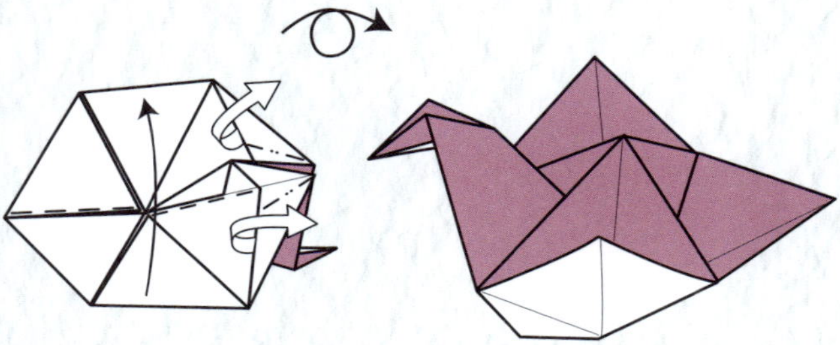

13. Auf der rechten Seite die Dreiecke herausziehen und die Talfalten dabei zu Bergfalten umformen. Modell mittig zusammenklappen und wenden. Dann den Kranich am Rücken festhalten, Kopf und Hals ein Stück nach vorne ziehen und durch Zusammendrücken des Brustbereichs fixieren. Anschließend Fächer möglichst weit öffnen und auf Wunsch befüllen.

70

Musikpause

Musik kann Ihnen die kleinen Pausen im Alltag versüßen. Am besten hören Sie nicht nebenbei, sondern nehmen sich auch mal ein Stück lang Zeit nur für sich und Ihre Musik. Vielleicht füttern Sie Ihr Handy oder Ihren MP3-Player sogar mit Songs für jede Gelegenheit. Ihre liebsten Komponisten können Sie nämlich in Ihrem Alltag unterstützen. Es wird hektisch? Mozart bringt Sie runter. Sie zweifeln an sich? Wie wäre es mit etwas Rocky-Filmsoundtrack und einer imaginären Siegerpose? Sie erleben einen Glücksmoment? Steigern Sie ihn mit Ihrem Lieblingssong. Wenn Sie mögen – und vielleicht nicht gerade in der U-Bahn unterwegs sind –, singen Sie laut mit oder tanzen Sie. Die vermehrte Sauerstoffaufnahme und die Bewegung bringen Sie auch in einem kleinen Tief wieder in Schwung.

71

In den Tag hinein

Freizeitstress – ein schlimmes Wort. Viele von uns kennen das Gefühl, auch am Wochenende von einem Termin zu nächsten zu eilen. Wie sollte man sonst auch regelmäßige Treffen mit Freunden und der Familie hinbekommen, gerade wenn man auch noch das ein oder andere Hobby hat, dem man nachgehen möchte? Die Frage ist nur, wieviel man von einem Wochenende hat, das so durchgetaktet ist wie eine Arbeitswoche.

Wäre es nicht schön, einfach so ins Wochenende zu driften, ohne weitere Pläne? Vielleicht auch schon mal den Einkauf am Freitag zu erledigen und die Joggingrunde ausfallen zu lassen? Um einfach mal zu schauen, was passiert, wenn man die Zügel locker lässt? Wenn man die Dinge passieren und sich entwickeln lässt? Das kann ganz schön viel spannender sein als jedes Freizeit-Event.

FLUGMODUS

Es muss nicht unbedingt gleich ein ganzer Tag sein. Es ist aber durchaus gesund, von Zeit zu Zeit zu testen, ob man noch ohne die obligatorischen Geräte wie Smartphone und Laptop klar kommt. Schalten Sie ab und zu mal ab (oder leise) und beobachten Sie Ihre Gefühle und Ihr Verhalten dazu. Macht Sie die Abstinenz nervös?

So eine Auszeit von elektronischem Input tut in jedem Fall gut. Denn die Geräte sind inzwischen so dominant, dass sie uns nahezu an jeden Ort begleiten und wir glauben, dass ohne sie nichts mehr geht.

Wenn Sie irritiert sind von der neuen Stille und vom Ausbleiben der neuesten Nachrichten, dann helfen vielleicht: eine Yoga-Übung, eine Tasse Tee, ein Blick in den Garten. Nicht immer brauchen wir das Handy für dringende Mitteilungen, sondern weil wir das Bedürfnis haben, mit der Welt in Kontakt zu sein. Das geht auch anders.

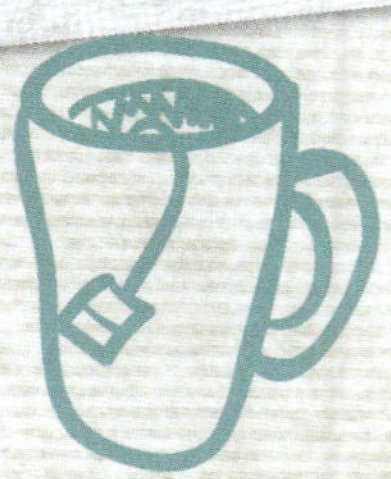

JEDEN TAG eine gute Tat

… oder bei Bedarf auch zwei. Die meisten von uns kennen das freudige Gefühl, wenn man jemandem einen Dienst erweisen oder ihm eine Freude machen kann. Die Freude des anderen genügt uns schon als Dank und die positive Energie, die wir daraus schöpfen, wiegt jede Mühe auf.

Warum sich nicht einmal auf die Suche machen nach guten Taten? Es muss ja nicht gerade die alte Dame sein, der man über die Straße hilft, obwohl sie gar nicht danach gefragt hat. Wichtig ist nur, die Aufmerksamkeit für die Bedürfnisse unserer Nächsten zu schärfen und unseren Mitmenschen gut zuzuhören.

Die nächste Gelegenheit für eine gute Tat findet sich bestimmt. Erste Regel dabei: Gehen Sie entschlossen vor. Lassen Sie keine Zweifel aufkommen, dass man auf Ihre Hilfe zählen kann und erwarten Sie keinen direkten Dank. Das Dankeschön kommt früher zu Ihnen zurück, als Sie denken.

74

„Es ist besser,
zu genießen und zu bereuen,
als zu bereuen,
dass man nicht genossen hat."

— *GIOVANNI BOCCACCIO (1313–1375)* —

75

BLAUE STUNDE

In der Farbenlehre steht Blau für Ruhe und Vertrauen. Als Farbe des Himmels und des Meeres weckt sie auch unsere Sehnsucht nach Freiheit und Weite. Blau ist daher die ideale Farbe für Dekostücke, Einrichtungsteile oder auch Wandfarbe für einen Raum, in dem Sie entspannen möchten. Z. B. um Ihr Bad in eine kleine Wellnessoase zu verwandeln oder um im Schlafzimmer angenehme Kühle und Ruhe zu erzeugen. Kombinieren Sie blaue Elemente am besten mit warmen Farben und schaffen Sie sich Ihren persönlichen Rückzugsbereich, wo Sie auch mal ungestört vor der Welt sein können.

Licht und Schatten

Ein ganzes Jahr Urlaub, das wäre wunderbar! Jeden Tag ausschlafen, dann mit einem kurzen Umweg übers Frühstücksbüffet direkt auf die Strandliege. Mittagspause am Pool und am Abend nach einem üppigen Menü ab an die Bar.

Höchstwahrscheinlich hätten Sie schneller, als Sie denken, genug von diesem Wohlfühlprogramm und würden sich nach einer echten Herausforderung sehnen. Endlich mal wieder eine Aufgabe, statt immer nur auf Schiffe am Horizont zu warten!

Oder gesetzt den Fall, es gäbe jeden Tag nur Hummer und Himbeertörtchen zu essen. Sicher würden Sie sich bald nach Salat und Käsebrot sehen, wenn nicht sogar nach einem achtsam zubereiteten Frischkornbrei.

Yin und Yang, Nacht und Tag, Mühe und Labsal wechseln sich seit Menschengedenken ab – und das soll auch so bleiben. Denn wie würden wir sonst lernen, das eine vom anderen zu unterscheiden? Und zu genießen, wenn es uns gut geht?

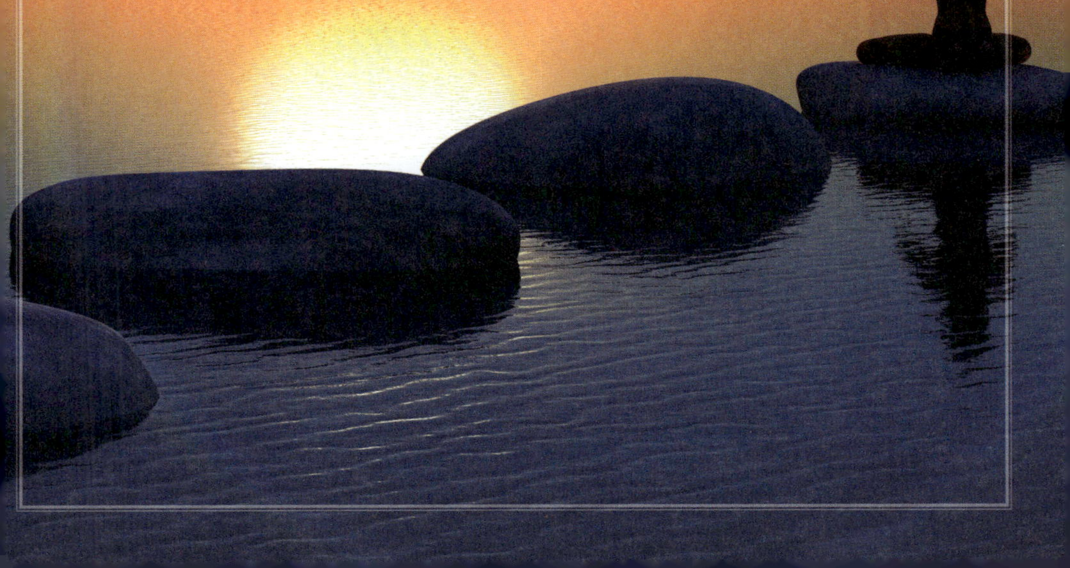

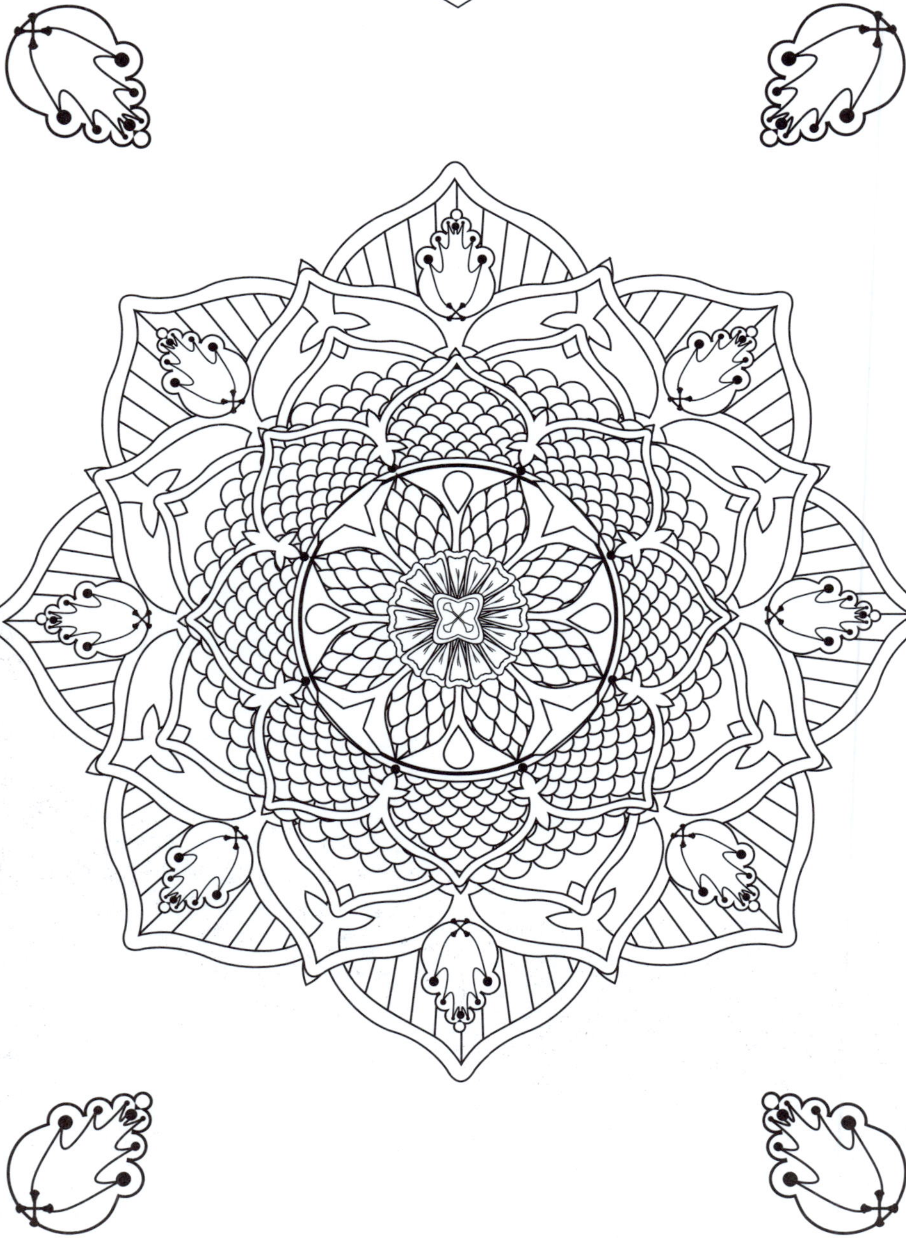

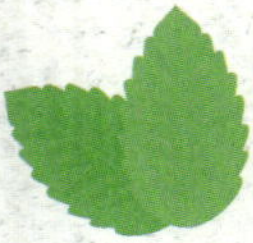

COCKTAIL FÜR DIE HAUT

Hier kommt noch ein wenig Wellness für Ihre Haut, eines Ihrer wichtigsten Sinnesorgane. Gehen Sie bei der Zubereitung achtsam vor – und freuen Sie sich schon mal auf den Frischekick morgens und abends!

Zutaten

» 100 ml Wasser
» 1 Stück frischer Ingwer, etwa daumengroß
» 1 Handvoll frische Minzeblätter
» 1 El frischer Limettensaft
» 10 Tropfen ätherisches Litseaöl
» 12 ml kosmetisches Basiswasser

Herstellung

Das Wasser zum Kochen bringen. Den Ingwer schälen und klein schneiden. Zusammen mit der Minze 2 Minuten im Wasser kochen. Vom Herd nehmen und 10 Minuten ziehen lassen. Den Limettensaft dazugeben und abkühlen lassen. Den Sud durch ein Haarsieb in eine Schüssel gießen. Mit dem Litseaöl beduften und mit dem kosmetischen Basiswasser konservieren. Das fertige Skin Tonic in ein Fläschchen umfüllen.

Anwendung

Das Skin Tonic kurz schütteln und morgens und abends verwenden. Ein paar Tropfen auf ein Wattepad geben und das Gesicht reinigen.

Haltbarkeit

Bei kühler Lagerung in einem gut verschlossenen Behälter beträgt die Haltbarkeit ca. vier Wochen.

Info

Bei trockener Haut kann der entfettende Effekt des kosmetischen Basiswassers unangenehm sein. Die Konservierung kann reduziert oder weggelassen werden – wohl wissend, dass sich die Haltbarkeit dann verringert. In diesem Fall ist die Herstellung einer kleineren Menge (z. B. 50 ml) ratsam.

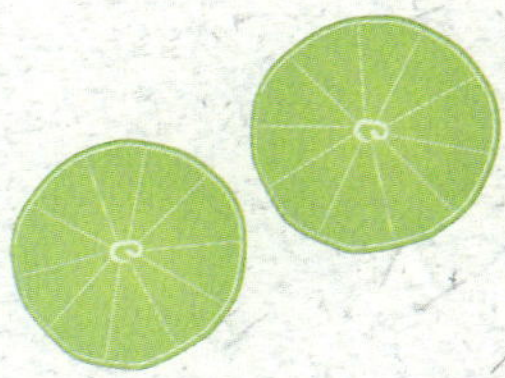

Im HIER und JETZT sein

Wir hören diese Wendung immer wieder, aber was bedeutet sie eigentlich? Hier ein Versuch, sie in drei wesentlichen Punkten zusammenzufassen:

1. Bei sich selbst sein, also sich als atmenden, denkenden, fühlenden Menschen wahrnehmen. Das funktioniert besonders gut über die Wahrnehmung des eigenen Atems, der unsere direkte Verbindung zum Leben ist.

2. Bewusst die Umgebung wahrnehmen. Klar wissen wir, wo wir gerade sind, sonst könnten wir unseren Alltag nicht meistern. Aber vieles übersehen wir in der Hektik oder weil wir es schon so oft gesehen haben. Genauer hinzuschauen lohnt sich.

3. Bewusst seine Mitmenschen wahrnehmen. Das ist für viele der schwierige Teil, aber auch der beglückendste. Mein Gegenüber hat genau wie ich Gedanken, Gefühle, Wünsche. Es lohnt sich außerordentlich, sich das klarzumachen.

WARUM IMMER nur ich?

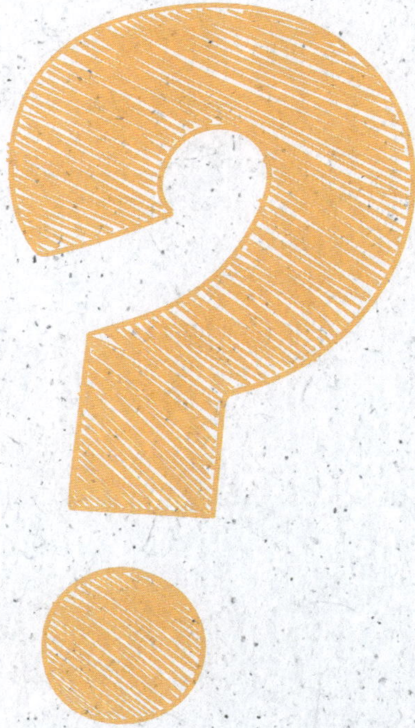

Manche Tage gehören abgeschafft, bevor die Sonne überhaupt aufgeht. Dinge misslingen, Kollegen ärgern sich, Freunde enttäuschen, Zeitpläne versagen. Des Weiteren: Es muss getankt werden, das Müsli ist alle und es sind keine sauberen Socken mehr da. Mutter ruft an und findet, dass seit dem letzten Anruf zu viel Zeit vergangen ist. In dem Moment kippt auch noch eine Tasse Kaffee um. Nichts bleibt einem erspart! Kann es nicht mal jemand anderen treffen?

Das ist der Punkt: Mit der gleichen Misere kämpfen gerade ganz viele Menschen. Wir sind nicht vom Schicksal verfolgt und vom Leben benachteiligt. Das Leben ist einfach so. Auch Hollywood-Stars, US-Präsidenten und Immobilienhaie haben diese kleinen Kämpfe zu bestehen. Auch die haben Ehekrisen und Geldsorgen, manche größere, manche kleinere. Das bemerken wir nur nicht, weil wir leider zu oft vergessen, dass außer uns noch jede Menge andere Menschen leben und mit ihren eigenen Problemen zu kämpfen haben. Daran öfter einmal zu denken, relativiert vieles, was uns über den Kopf wächst. Machen Sie sich das immer mal wieder bewusst: Sie sind nicht allein und wenn andere ihre Probleme bewältigt haben, können Sie das auch!

GEFÜHLLOS wie ein Stein?

Im Gegenteil! Haben Sie schon mal versucht, zu visualisieren, wie Sie sich heute gefühlt haben? Waren Sie fröhlich, müde, aufgeregt, verärgert? Bringen Sie bei dieser kleinen Kreativübung Ihre Gefühle auf Stein. Alles, was Sie brauchen, sind ein paar flache Kieselsteine, Acrylfarben oder -marker und, wenn Sie mögen, ein paar lustige Kulleraugen, die Sie mit etwas Bastel- oder Heißkleber aufkleben. Dabei geht es nicht um ein perfektes optisches Ergebnis, sondern darum, dass Sie sich Ihre Gefühle im Laufe des Tages nochmal bewusst machen. Später können Sie vor dem Schlafengehen immer mal wieder Ihre Gefühlssteinsammlung betrachten. Welche Steine können Sie für den vergangenen Tag auswählen?

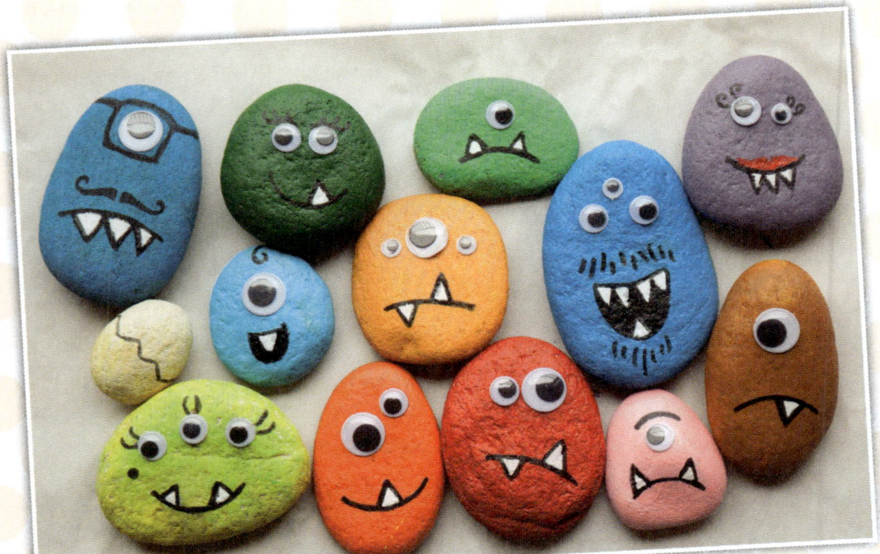

ERWARTEN SIE NICHT DAS ENDE!

Wir erwarten so oft das erlösende Ende von etwas, das man glauben könnte, wir hätten Zeit im Überfluss. Ein langweiliger Vortrag, eine Vereinssitzung, eine stundenlange Bahnfahrt, der Geburtstagsabend bei den Nachbarn. Manchmal kriechen die Minuten dahin und man würde den Uhrzeiger gerne von Hand anschieben. Wäre es doch nur vorbei!

Das passiert natürlich besonders oft, wenn wir anfangs Achtsamkeit praktizieren. Man sitzt da und kann das Ende nicht erwarten, vertreibt sich die Zeit mit Überlegungen zur Weltlage oder mit dem inneren Schreiben eines Einkaufszettels. Manche haben während einer Yogastunde schon die ganze Wohnung in Gedanken umgeräumt.

Hier fängt die Übung an: Erwarten Sie nicht das Ende. Seien Sie einfach da und nehmen das Sein wahr. Nehmen Sie Ihre Ungeduld wahr. Sagen Sie ihr freundlich Hallo und bitte Sie sie genauso freundlich hinaus. Sie begeben sich nämlich in ein Gefilde ohne Zeit, wo Anfang und Ende keine Rolle spielen.

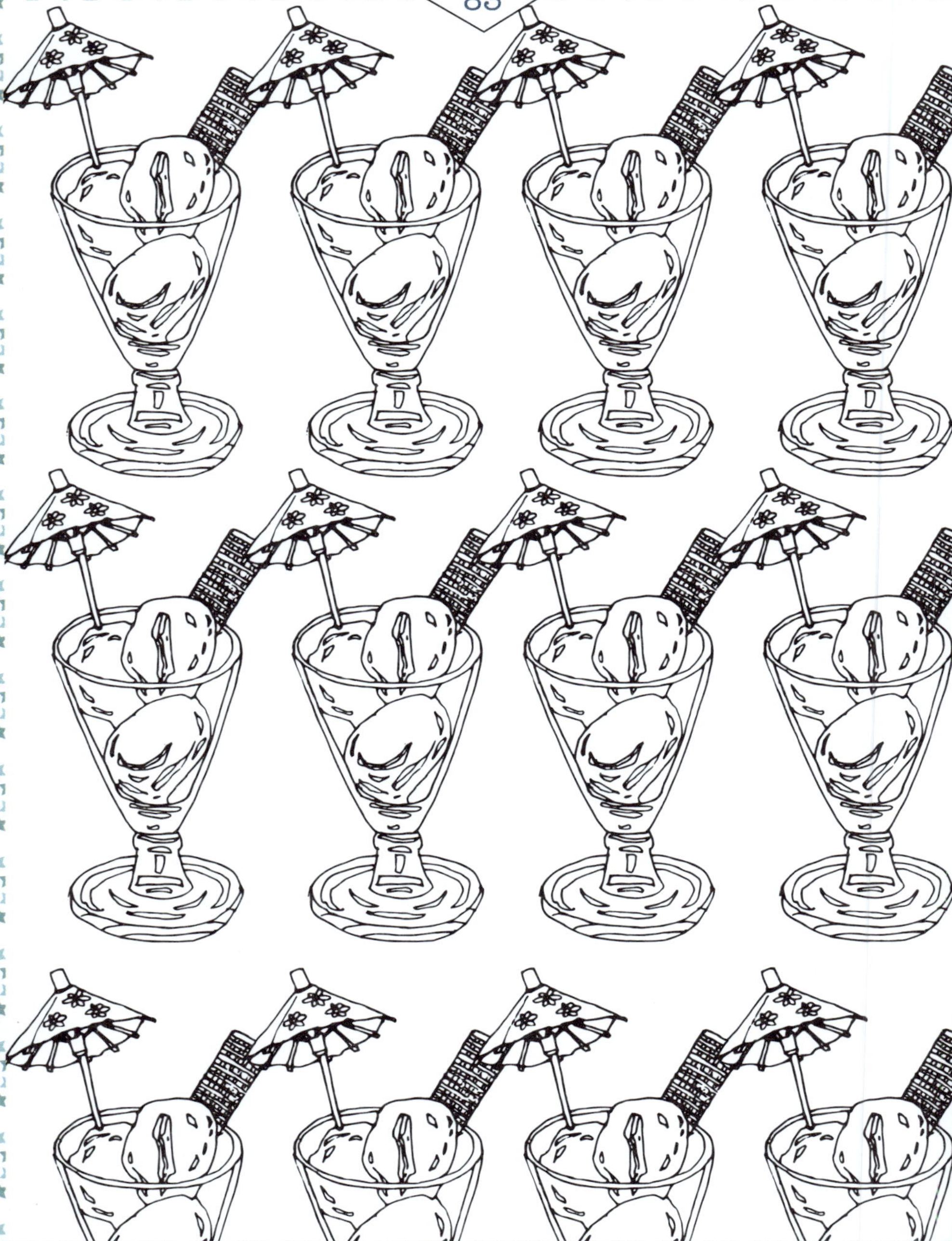

WAS IST *wichtig?*

Beim Frühjahrsputz ist ein frisch gemachtes Zimmer so einladend, dass man Lust bekommt, sich sofort eine Weile mit einem Buch niederzulassen. Während einer Zugfahrt wollte man eigentlich die Unterlagen für das kommende Meeting noch einmal durchgehen, aber dann sind das Wetter und die Landschaft so schön, dass es mehr Spaß macht, nur gedankenverloren aus dem Fenster zu sehen. Die Kinder sind für zwei Stunden weg und es wäre Zeit für die Steuer, aber noch schöner ist es, eine weitere Episode der geliebten Serie auf dem Sofa zu genießen.

Dabei nagt immer das schlechte Gewissen. Weil man die Zeit doch so viel sinnvoller nutzen könnte, um dann endlich Zeit zu haben für … Ja, wofür denn? Zum Lesen, Träumen, Fernsehen beispielsweise. Darum können wir uns eigentlich die Haltung angewöhnen, dass vertane Zeit genauso sinnvoll genutzte Zeit ist. Ausruhen, genießen, entspannen gehören zu unseren wichtigsten Tätigkeiten, um die Lebensgeister zu wecken und das Leben zu spüren. Das sollten wir nicht vergessen.

Nochmal Glück gehabt!

Gott sei Dank! Doch nichts passiert. Kennen Sie die bangen Momente, die man in Sorge verbringt und die sich zur großen Erleichterung in Nichts auflösen? Um ein Haar hätte man einen Auffahrunfall verursacht und steht nun doch unversehrt am Ende des Staus, ein Streit konnte viel schneller gelöst werden, als erwartet, die Herdplatte war tatsächlich noch an, als man sich entschloss, noch einmal nachzuschauen. Solche Momente sind sehr wertvoll, darum konservieren Sie sie besser:

1. ....
2. ....
3. ....
4. ....
5. ....
6. ....
7. ....
8. ....
9. ....
10. ....

Mundwinkel rauf!

Ein freundliches Lächeln kostet nichts und kann Wunder bewirken. Das können Sie an sich selbst vor dem Badezimmerspiegel ausprobieren. Lächeln Sie sich eine Weile an und Sie werden feststellen, dass Sie nicht nur hübscher aussehen, sondern dass auch Ihre Laune sich bessert. Die Augen strahlen, Fältchen glätten sich, der Geist beruhigt sich.

Was bei Ihnen wirkt, das wirkt bei Ihren Mitmenschen auch, sei es zu Hause bei den Liebsten oder draußen auf der Straße. Freundlichkeit wirkt ansteckend, denn wer angelächelt wird, der spürt instinktiv, dass vom Gegenüber keine Gefahr ausgeht, vorausgesetzt, das Lächeln ist echt.

LICHT IN DER DUNKELHEIT

Eislichter sind etwas Faszinierendes. Einerseits bewahrt man in ihnen die letzten grünen Blätter, Rosenblüten, Beeren, andererseits sind sie so vergänglich wie das Wetter unbeständig ist. Können wir uns im Winter aber wirklich mal über eine längere Kälteperiode, vielleicht sogar mit glitzerndem Schnee, freuen, sind Eislichter vor allem eines: eine wunderschöne Dekoration, die uns die dunkle, manchmal bedrückende Jahreszeit ein klein bisschen zauberhafter macht.

Material

» runde Plastikschale oder -schüssel
» leeres Marmeladenglas
» 5 Haushaltsgummis
» Beeren
» Hagebutten
» Blätter
» Zapfen
» Tannenzweige
» Blüten
» Teelicht

1. Die Plastikschale oder -schüssel nicht ganz voll Wasser füllen. Das Wasser in einen Topf geben und einmal sprudelnd aufkochen. Dann abkühlen lassen.
2. Schlingen Sie je zwei Haushaltsgummis längs und zwei quer um die Schüssel. Ein weiteres Haushaltsgummi kommt um das Marmeladenglas.
3. Nun das Marmeladenglas mittig in das entstandene Gummi-Quadrat stecken. Das Glas sollte ca. 2 cm Abstand zum Boden der Schüssel haben. Damit es gut hält, eventuell das Gummi um das Glas entsprechend verschieben.
4. Füllen Sie nun das abgekochte Wasser in die Schüssel. Das Marmeladenglas bleibt leer.
5. Stecken Sie Beeren, Zweige und Früchte nach Lust und Laune in den mit Wasser gefüllten Zwischenraum und stellen Sie die Schüssel anschließend über Nacht ins Gefrierfach.

6. Am nächsten Tag lösen Sie die Form aus der Schüssel. Dafür zuerst ein bisschen warmes Wasser in das Marmeladenglas füllen. Wenn das Eis ringsum angetaut ist, das Glas herausziehen. Dann die Schale umdrehen und vorsichtig vom Eisblock lösen.

7. Jetzt müssen Sie die Eisform nur noch mit der Öffnung nach oben an Ihrem Lieblingsplatz aufstellen. Setzen Sie noch ein Teelicht hinein und schon leuchtet Ihr hübsches Eislicht für Sie durch die Dunkelheit.

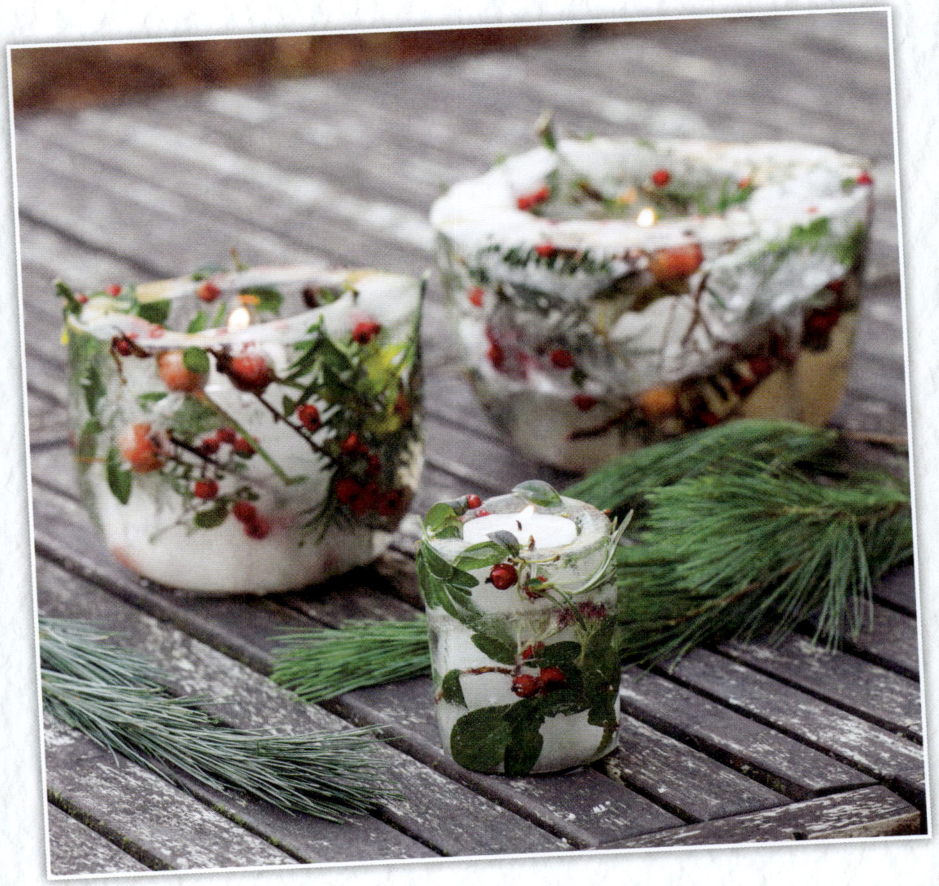

88

EINFACH LOSLASSEN: *Gar nicht so einfach!*

„Loslassen“ – das häufig gebrauchte Wort findet im Alltag ganz konkrete Anwendung. Nicht mehr über die verlorene Geldbörse trauern. Die Absage eines freudig erwarteten Gastes akzeptieren. Nicht mehr über einen schmerzhaft verlaufenen Streit nachdenken. Sich nicht weiter fragen, warum die Erbtante gestern so schlechte Laune hatte.

Das bedeutet nicht, dass wir dazu sagen: Mir egal. Schließlich handelt es sich um Dinge, die uns am Herzen liegen und die nicht so eintreten oder funktionieren, wie wir uns das vorstellen. Manchmal werden Pläne durchkreuzt, auch wenn uns noch so viel daran liegt, dass sie genau so eintreten, wie wir uns das wünschen.

Loslassen heißt, die Dinge in diesem Moment so sein zu lassen, wie sie sind, weil wir sie nicht ändern können. Uns etwas Neuem zuwenden, vielleicht auch in dem Vertrauen, dass letzten Endes doch alles gut wird. Und kurze Zeit später taucht ein vermisster Gegenstand vielleicht schon wieder auf.

89

„WIR DENKEN SELTEN AN DAS, WAS WIR HABEN, ABER IMMER AN DAS, WAS UNS FEHLT.“

— WILLIAM SHAKESPEARE —
(1564–1616)

Mohn-Vanille-Smoothie

Kommen Ihnen einige der Zutaten hier bekannt vor? Schon lustig – was für Ihre Küchentheke und Badewanne gut ist, ist auch gut für Sie. Hätten Sie das gedacht? Aber das kann passieren, wenn man ein bewusstes, nachhaltiges Leben führt und darauf achtet, was man sich, aber auch der Natur, zuführt. Und so teilt dieser leckere Smoothie viele Zutaten mit unserem Putzmittel von Weg Nr. 39. Alles ganz natürlich – so bleiben Ihr Körper und Ihr Leben in Balance.

Zutaten für 2 Portionen:

1 Vanilleschote
150 ml Milch
2 El Zucker
2 El gemahlener Mohn
300 g Vollmilchjoghurt
300 g Himbeeren
1 P. Vanillezucker
etwas Blutorangensaft
Zitronenmelisse zum Garnieren

1. Die Vanilleschote aufschlitzen und das Mark herauskratzen. Mark und Schote mit der Milch, dem Zucker und dem gemahlenen Mohn in einem Topf aufkochen und abkühlen lassen, Joghurt untermischen.
2. Himbeeren waschen und verlesen. In ein Sieb geben und abtropfen lassen, mit Vanillezucker und ca. 6 El Blutorangensaft fein pürieren.
3. Mohnmischung auf 2 Gläser verteilen, Himbeermischung darübergeben und im Kreis rühren, sodass ein Marmoreffekt entsteht. Kurz kühl stellen, dann mit Zitronenmelisse dekorieren und servieren.

SICH SEIN LASSEN

Es ist ein schönes Gefühl, eine Angst zu überwinden und festzustellen, dass sie unnötig war. Denn viele unserer Ängste sind eigentlich unbegründet, wenn es nicht gerade ums Überleben in der Wildnis geht. Leider haben unnötige Ängste aber die Angewohnheit, uns glauben zu machen, wir oder ein geliebter Mensch würden uns in Gefahr befinden, auch wenn das gar nicht der Fall ist.

Eine Angst zu überwinden, ist im wahrsten Sinne des Wortes ermutigend für uns. Ein positives Erlebnis, wie z. B., dass es gar nicht so schlimm war, beim Karaoke vor allen Leuten ein Lied zu schmettern oder im Urlaub in der Wildtierstation eine Schlange anzufassen, lässt uns zukünftig beängstigenden Situationen mit mehr Selbstbewusstsein gegenübertreten.

Genauso ist es aber in manchen Situationen auch ok, Ängsten ihren Raum zu geben. Und sich sein zu lassen, wie man ist. Sich mal nichts abzuverlangen, sich nicht zu überwinden. Es gibt noch genug Gelegenheiten, das zu tun. Und wenn die beste Freundin Bungee-Jumping ausprobieren will, stehen Sie statt am Seil daneben doch einfach lieber unten. Und machen vielleicht das beste Erinnerungsfoto aller Zeiten.

92

Schöne bunte Welt

Die Welt erscheint Ihnen mal wieder grau und trostlos? Versuchen Sie doch mal, Ihre Aufmerksamkeit jede Woche auf eine neue Farbe zu lenken und diese bewusst wahrzunehmen. Welche Dinge begegnen Ihnen Tag für Tag, die grün sind? Was für verschiedene Blautöne können Sie um sich herum entdecken? Sehen Ihre Sofakissen morgens anders aus als im Abendlicht? Mit dieser kleinen Übung sehen Sie Ihre Umgebung vielleicht schon bald mit ganz anderen Augen.

93

Locker machen

Viele unserer Körperteile haben die Möglichkeit zu verkrampfen: die Schultern befinden sich im permanenten Zustand des Hochgezogenseins, der Nacken krallt sich an den Schultern fest, die Augenbrauen schieben ein Faltengebirge über der Nasenwurzel zusammen, die Zähne beißen aufeinander wie Schraubstöcke. Machen Sie zwischendurch immer mal einen Check: Schultern schütteln, Kiefergelenk kreisen lassen, Kopf hoch und das Wichtigste: Lächeln. Dabei entspannt sich gleich das ganze Gesicht.

YOGA

BAUCHLAGE

Auf dem Bauch liegen ist eine Yogaübung? In der Tat! Und Bestätigung für alle, die schon immer wussten, dass Rumliegen auch als Sport gilt. Na ja, ganz so einfach ist es nicht, aber definitiv entspannend. Diese Übung (Makarasana) wirkt auf den ganzen Körper, öffnet ihn und sorgt für innere Ruhe. So laden Sie Ihre Batterien wieder auf:

1 Legen Sie sich auf den Bauch. Die Entspannung fällt Ihnen leichter, wenn Sie ein eingerolltes Handtuch (oder auch eine Nackenstütze) unter Ihre Sprunggelenke legen. Manche fühlen sich in dieser Position auch wohler mit einem eingerollten Handtuch unter der Leiste.

2 Nehmen Sie die Arme unter der Stirn zusammen, bis sich die Hände überlagern. Legen Sie Ihren Kopf auf die Hände und drehen Sie ihn langsam zur Seite. Bewegen Sie den Kopf keinesfalls ruckartig. Bleiben Sie in dieser Position einige Atemzüge lang und drehen Sie dann den Kopf zur anderen Seite.

3 Wiederholen Sie Schritt 2 mindestens 10 Mal. Bleiben Sie jedoch nur so lange in der Bauchlage, wie Sie sich wohlfühlen.

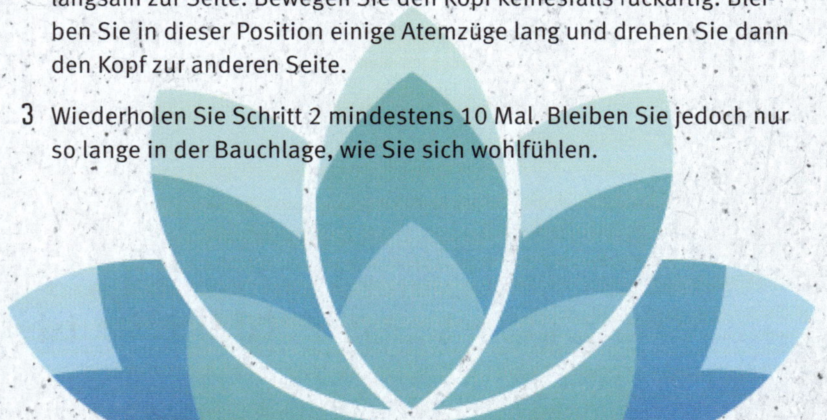

95

EINFACH KEINE LUST!

Ein herrlicher Tag. Gute Laune macht sich breit. Frühling flattert nämlich durch die Luft und heute ist es zum ersten Mal T-Shirt-warm. Die Nachbarn haben schon den Grill aufgebaut, dazu läuft die Bundesligakonferenz, bei der einfach alle Ergebnisse stimmen. Abends soll eine kleine Party steigen, mit ganz alten Freunden. Rundum alles tiptop.

Einziges Problem: null Bock! Nicht auf Grillen, nicht auf Jubeln über die Tore, nicht auf Sonne auf der käsigen Winterhaut und schon gar nicht auf gut gelaunte Freunde, mit denen man sich den ganzen Abend amüsieren soll.

Egal! Das gibt's. Kein Grund zur Beunruhigung. Seinen Gefühlen genug Raum zu geben, bedeutet nun mal nicht, dass man immer gut gelaunt durchs Leben läuft. Sondern dass es eben auch mal Tage gibt, die man lieber mit sich selbst verbringt. Die anderen feiern das Leben, ich bleibe heute mal zuhaus. Nur mit mir, meiner Lieblingsmusik und einer Tasse Tee. Nächstes Mal mach ich wieder mit – und zwar weil ich Lust drauf habe und nicht, weil ich muss.

96

„Uns gehört NUR DIE STUNDE.
Und eine Stunde, wenn sie GLÜCKLICH ist, ist viel."

— THEODOR FONTANE —
(1819–1898)

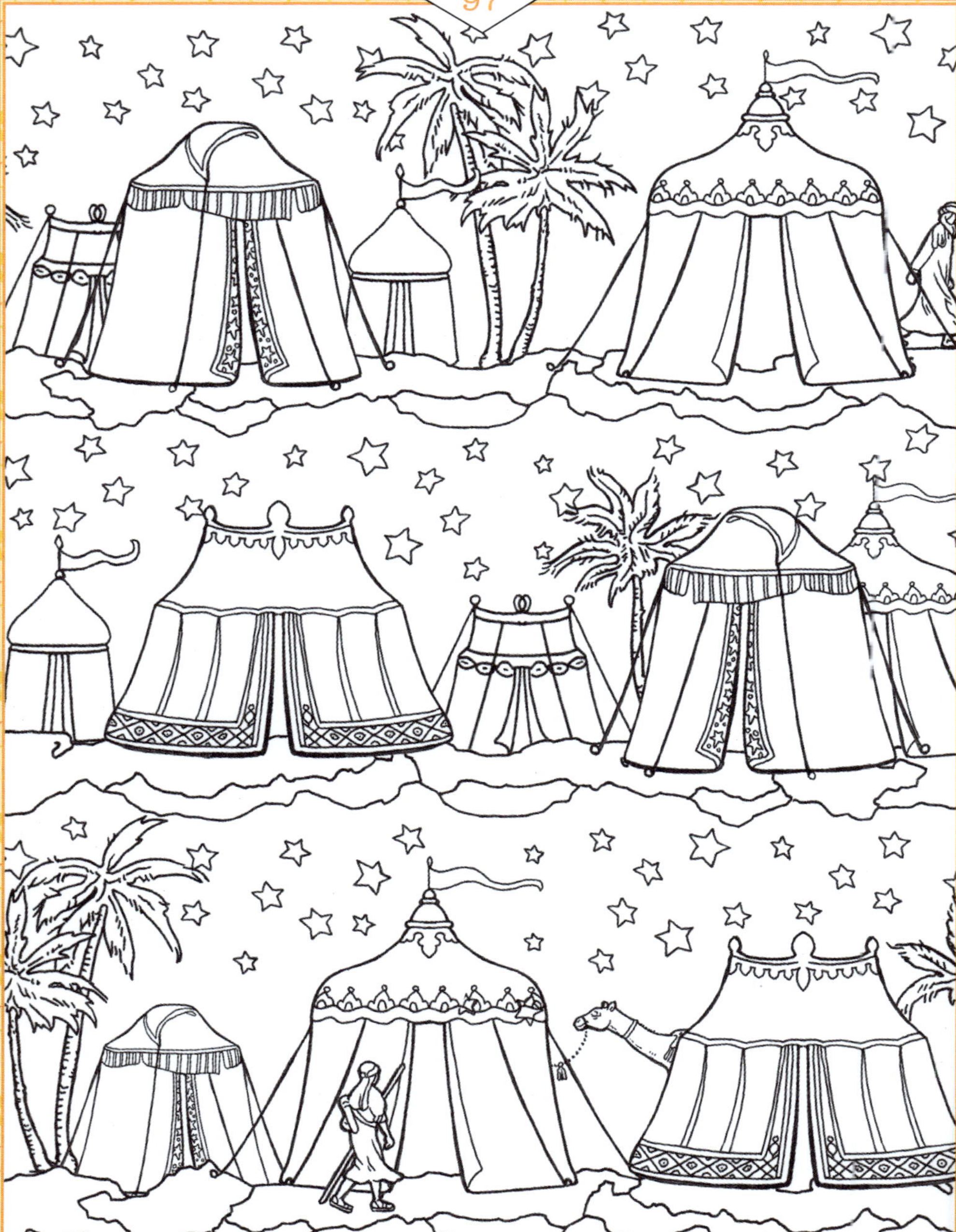

Neue (Einkaufs-) Wege gehen

Dass Shopping glücklich macht, werden wohl die meisten bestätigen. Den wöchentlichen Einkauf zu erledigen dagegen häufig nicht so sehr. Wann waren Sie das letzte Mal auf dem Wochenmarkt einkaufen? Gehen Sie doch mal wieder. Schnappen Sie sich ein paar Einkaufstaschen, nehmen Sie genug Zeit mit und suchen Sie sich Ihren Lieblingsmarkt in der Umgebung aus. Lassen Sie sich erst Mal einfach mitreißen von den Farben, den Menschen, dem großen Angebot. Hören Sie genau auf jedes Geräusch, nehmen Sie die verschiedenen Düfte wahr, genießen Sie die frische Luft. Ist das nicht viel schöner, als in der Gemüseabteilung im Supermarkt? Vergessen Sie nicht, auch noch Ihre Einkäufe zu machen. Und wenn sich die Gelegenheit bietet, setzen Sie sich am Marktrand in ein Café und beobachten Sie noch ein bisschen das bunte Treiben.

99

ESELSOHREN IM ALLTAG

Achtsamer zu werden ist ein Vorsatz, der wie alle anderen guten Vorsätze leicht wieder unter die Räder kommt, wenn wir nicht aufpassen. Damit im Alltag die Idee nicht verloren geht, können Sie kleine Anker setzen, die Sie an Ihr Vorhaben erinnern: Immer mal wieder innehalten, bewusste Atemzüge nehmen und Abstand halten von der Hektik der Umgebung.

Ein Klebepunkt am Monitor, ein buntes Taschentuch an der Handtasche, eine kleine Buddhafigur auf der Fensterbank im Büro. Sie können auch eine wiederkehrende Tätigkeit, wie die morgendliche Bahnfahrt ins Büro, das Rasieren oder Wäsche aufhängen zu Ihrem Achtsamkeitsritual machen. Verankern Sie sie in Ihrem Alltag und lassen Sie sich in regelmäßigen Abständen daran erinnern, dass es mehr gibt als das Alltagsgeschehen.

100

„Glücklich ist nicht, wer anderen so vorkommt, sondern wer sich selbst dafür hält."

— LUCIUS ANNAEUS SENECA —
(ca. 4 v.–65 n. Chr.)

ORIGAMI-GRUNDFALTUNGEN UND FALTSYMBOLE

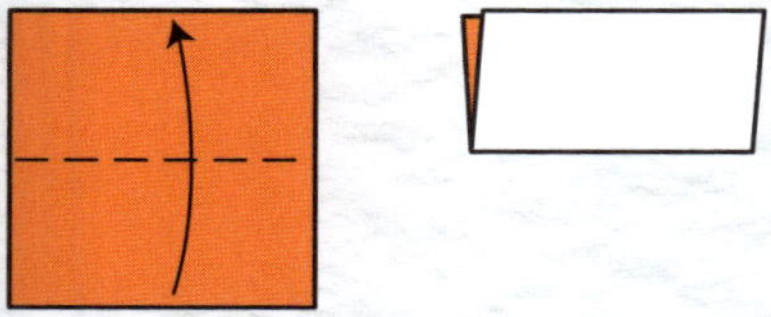

Talfalte: In Pfeilrichtung entlang der Strichlinie falten.

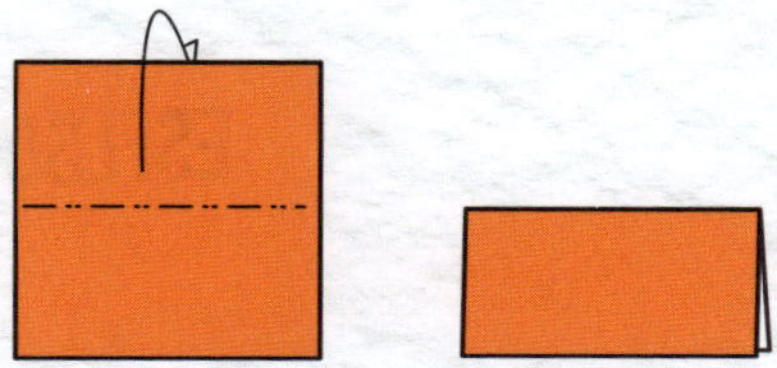

Bergfalte: Nach hinten entlang der Strichpunktlinie falten.

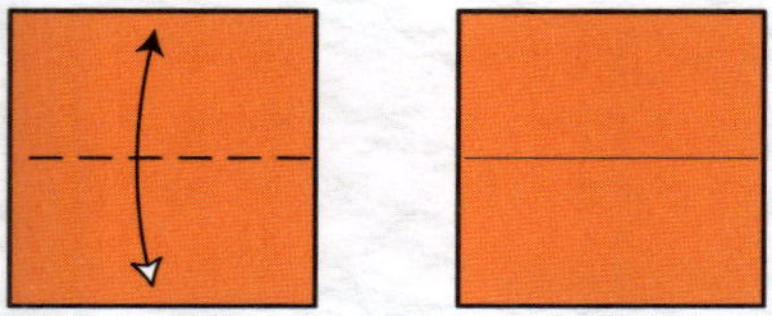

Falten und entfalten: Talfalte anlegen und wieder öffnen. Als Ergebnis entsteht ein Knick.

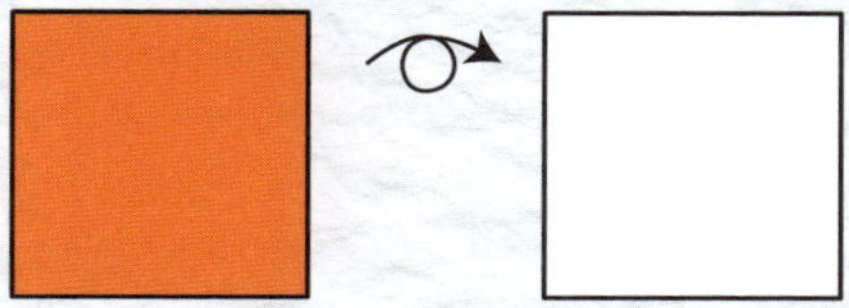

Modell wenden: Papier bzw. Modell anheben und mit der Rückseite nach oben ablegen.

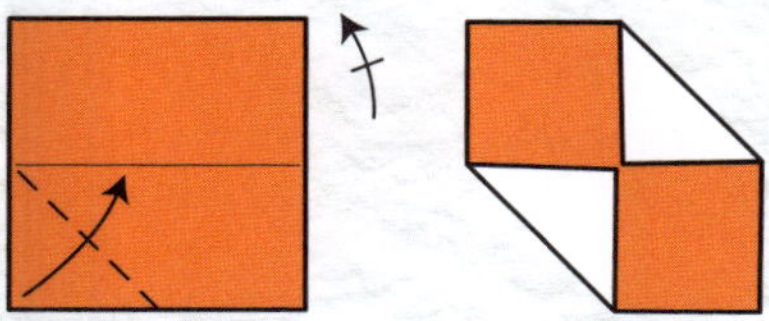

Faltschritt(e) wiederholen: Die in der vorliegenden oder auch in den vorausgehenden Skizzen dargestellten Faltanweisungen an anderer Stelle des Modells wiederholen.

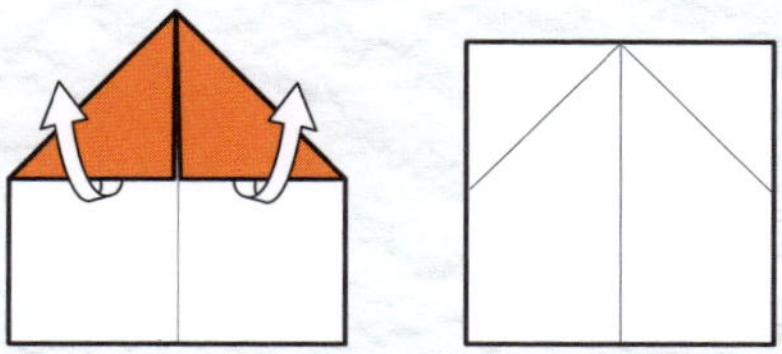

Papierlagen anheben / öffnen: Bereits gefaltete Bereiche des Modells wieder entfalten.

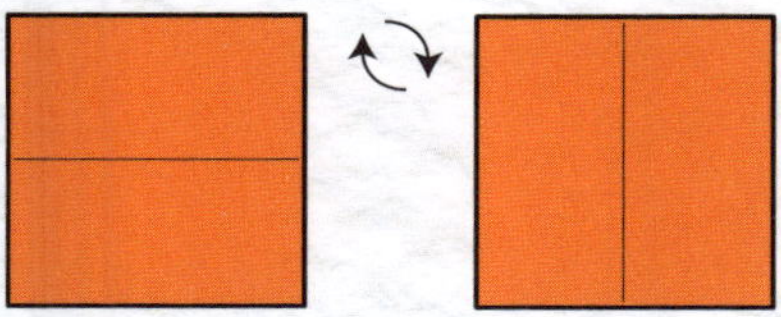

Modell um 90° rotieren: Modell um 90° um die Mittel-Achse drehen, ohne anzuheben.

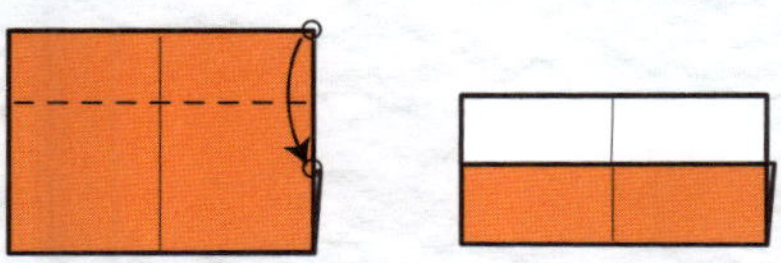

Auf die Markierung falten: Genau bis zu dem angegebenen Punkt falten.

ALLGEMEINE ABKÜRZUNGEN

g	Gramm
ml	Milliliter
El	Esslöffel
Tl	Teelöffel
P.	Päckchen

TEXT- UND BILDNACHWEISE

Texte:
Delphin Verlag: Weg 32, 33, 42, 49, 63, 70, 75, 81 und 92 sowie jew. die Einleitung zu Weg 5, 8, 15, 19, 24, 30, 35, 40, 47, 55, 61, 64, 69, 87 und 90
Iris Warkus: Vorwort und alle weiteren Texteinträge

Kreativ-, Wellness- und Putzmittelanleitungen:
Evi Binzinger: Weg 69; Sandra Catherine Breiter: Weg 19; Delphin-Verlagsarchiv: Weg 64; Nina Engels: Weg 41; Anita Fischer: Weg 87; Dr. Claudia Lainka: Weg 8, 40, 47 und 78; Sabine Lauster: Weg 61; Michael Sauer: Weg 21; Jessica Stuckstätte: Weg 35

Rezepte:
Susanne Grüneklee: Weg 90; Gabrielle Jouet: Weg 30; Maja Nett: Weg 15, Annerose Sieck: Weg 55

Yoga- und Tai-Chi-Übungen:
Dr. Thomas Methfessel: Weg 24; Barbara Klein, Jutta Schuhn, Michael Sauer, Sylvia Winnewisser: Weg 45, 65 und 94

Ausmalbilder:
Tannaz Afschar: Weg 77; Thorwald Spangenberg: Weg 5, 13, 22, 31, 43, 51, 57 und 83; Mia Steingräber: Weg 97

Fotos:
Ullrich Alber: Weg 61; Sandra Catherine Breiter: Weg 19; André Köhl: Weg 69; Nils Nienhagen: Weg 87; Maren Stöver, Cutter & Soul: Weg 35; © esolla – Fotolia.com: Weg 81; Designed by Tirachard / Freepik: Vorwort u. r.

Illustrationen und Hintergründe:
Fotolia.com: © Galyna Andrushko, © Jürgen Fälchle, © KatyaKatya, © locotearts, © marylia17, © ivan mogilevchik, © monamonash, © Naturestock, © pomah, © sunnyfrog, © tanawatpontchour

Designed by Freepik.com: © Bakaro15, © Borjandreu, © Creativeart, © Designerhrenov, © Designertale, © Freepik, © Kjpargeter, © Lapetiteprune, © Starline, © Terdpongvector, © Irina_Timofeeva, © vvstudio